Qigong

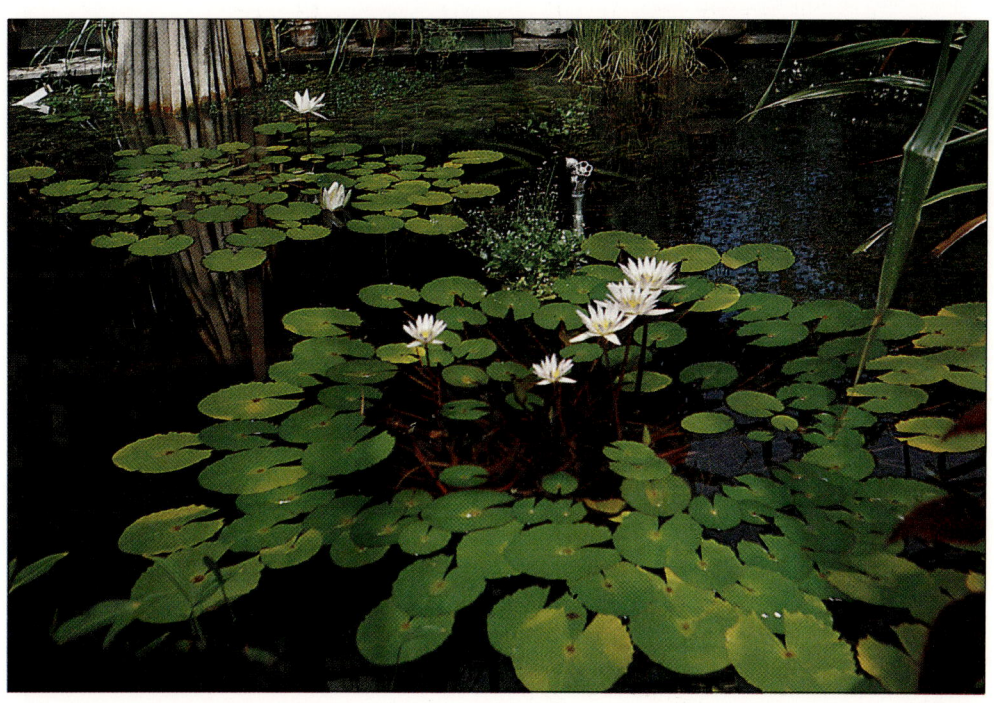

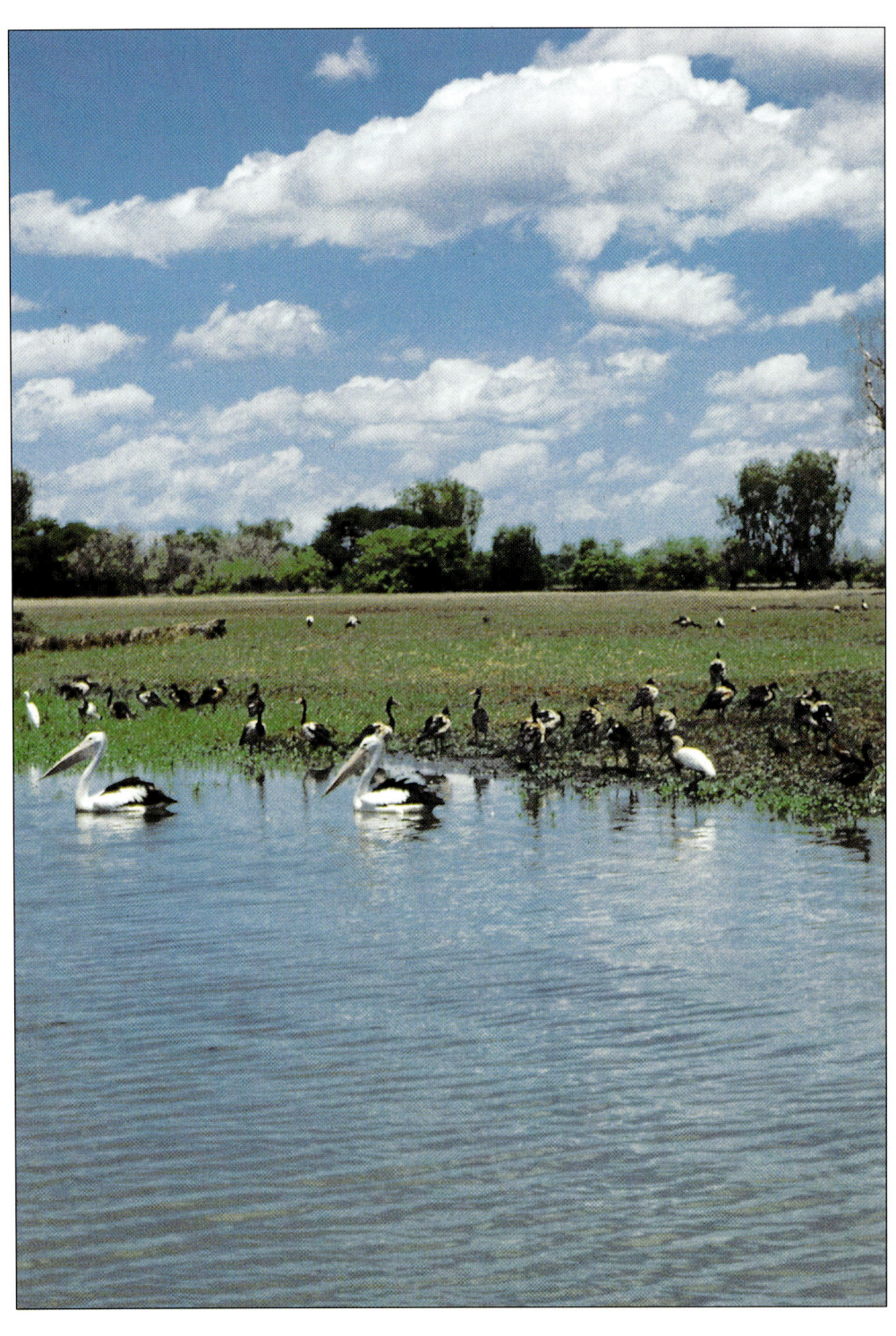

Qigong im Alltag

Chinesische Bewegungs- und Atemübungen

Liane U. Schoefer

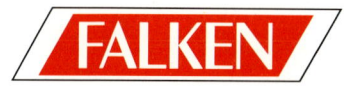

Inhaltsverzeichnis

Danksagung

Zu allererst möchte ich all den Menschen danken, die dazu beigetragen haben, daß dieses Buch entstehen konnte: Meinem Freund und Lehrer Dieter Hölle, der mit mir die ersten Qigong-Schritte gegangen ist und der mich bei der Auswahl der Übungen für die Fernsehserie beraten hat. Zusammen mit mir ließ er sich auf das Experiment ein, Qigong durch das Medium Fernsehen einem größeren Publikum zu vermitteln. Bei allen damit verbundenen Schwierigkeiten unterstützten wir uns gegenseitig. Ich danke meinem Qigong-Lehrer Dr. Gerhard Wenzel, der mich in tiefere Qigong-Geheimnisse einweihte und mich einen Teil der Übungen lehrte, die ich in diesem Buch beschreibe, und Frau Dr. Josephine Zöller, bei der ich bedingungslose Menschenliebe während dieser Arbeit erleben durfte. Desweiteren gilt mein Dank den Patres des Meditationshauses St.-Franziskus in Dietfurt, bei denen ich das richtige Sitzen und die Ausdauer lerne, sowie meinem Tai-Ji-Quan-Lehrer und Freund Dieter Allgaier, der mir hilft, Form in meine Fülle zu bringen, und mir zeigt, wie Qigong zur äußeren Selbstverteidigung angewendet werden kann. Ganz besonders möchte ich all den Menschen danken, die meine Seminare besuchen und die mich immer wieder darum gebeten haben, all das aufzuschreiben, was ihnen geholfen hat. Sie geben mir mit ihren Alltagserfahrungen immer wieder wertvolle Hinweise für die Anwendungsmöglichkeiten von Qigong. Ich danke meinen Kindern Martin und Eva, die mir alle Freizeit ließen, die ich brauchte, um lernen und lehren zu können, und meinem Lebensgefährten Michael, der mich zu einem »Arbeitsurlaub« auf einer Berghütte in Liechtenstein angeregt hat, während dem dieses Buch entstand, und der mich dabei begleitete.

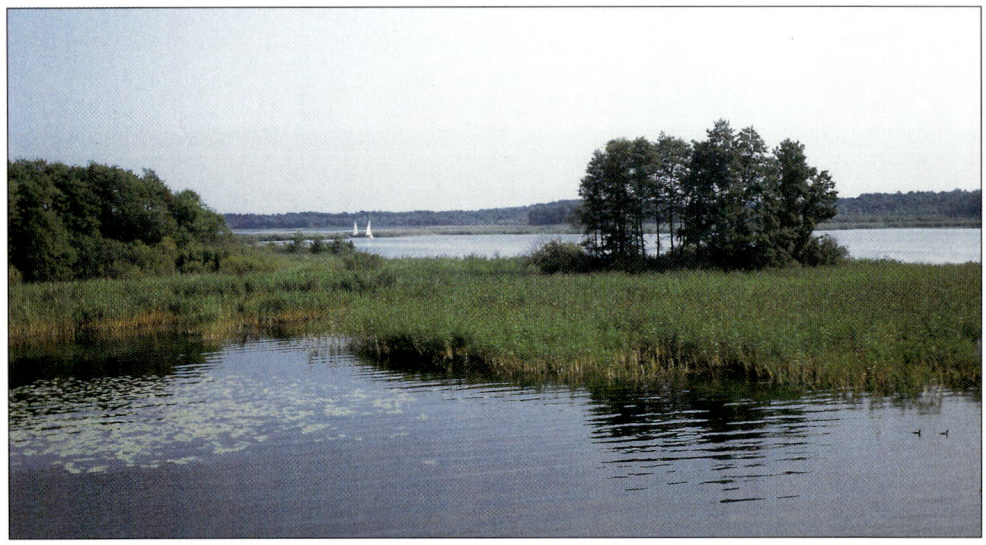

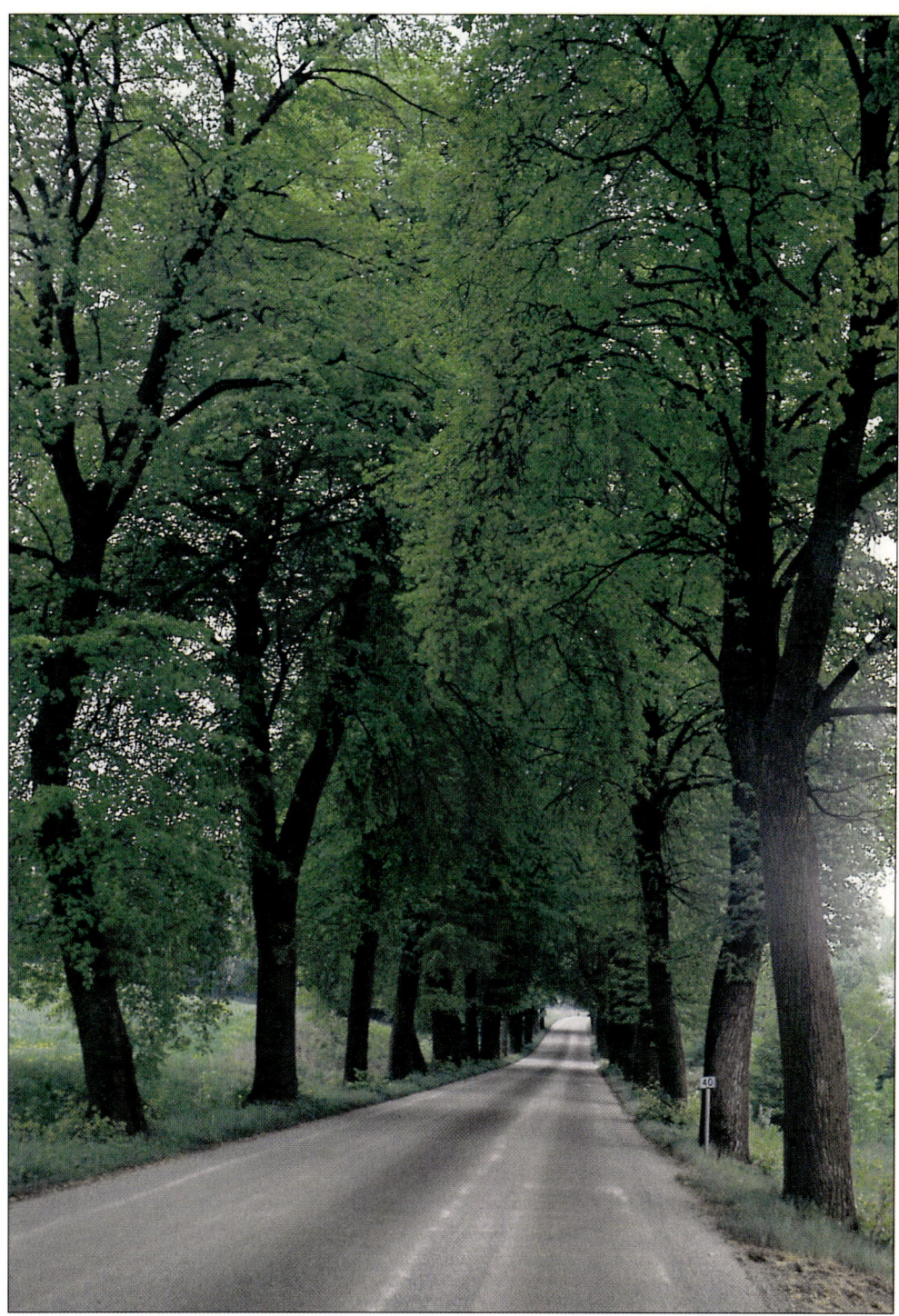

Einführung

Bewegung überwindet das Kalte,
Ruhe überwindet das Heiße.
Ruhe und Gelassenheit bringen Ordnung
in die Dinge des Universums.
Taoteking des Laotse, Kapitel 45

Die Richtigkeit dieser Zeilen, die dem Hauptwerk des chinesischen Weisen Laotse entnommen sind, kann jeder aus eigener Erfahrung bestätigen. Wie aber finden wir in unserem Alltag zu Ruhe und Gelassenheit? Beispielsweise durch die Anwendung der Techniken von Qigong.

Was aber ist Qigong eigentlich, woher kommt es, und was kann es in unserem Alltag bewirken?
Qigong ist ein wichtiger Bestandteil der chinesischen Medizin, die eine Jahrtausende alte Tradition hat und im Taoismus wurzelt. Yin und Yang sind als polare Energien wesentlicher Teil der Theorie und Praxis der Chinesischen Medizin. Qigong ist der aktive Teil der Behandlungsmethoden, also die Selbsthilfe.
Man kann die Silbe Qi in Qigong mit »Lebensenergie« übersetzen. Gemeint ist damit jene Lebenskraft, die wir von Beginn an in uns tragen, die uns mit allem um uns herum verbindet und die wir über Atem, Nahrung und alle anderen Lebensäußerungen ständig aufnehmen und abgeben. Es gibt ein altes deutsches Wort, das diesen Bedeutungsgehalt am ehesten trifft: Odem, der Lebenshauch.
Die Silbe Gong kann man mit »Arbeit« oder »beharrliche, sachkundige Übung« übersetzen.

Qigong heißt also: »Arbeit an der Lebensenergie« und stellt somit einen Überbegriff dar, ähnlich wie der Begriff »Musik«. So wie es in der Musik sehr einfache Melodien und komplizierte musikalische Werke wie Sonaten oder Symphonien gibt, so gibt es auch im Qigong ganz kleine und einfache Übungen und sehr lange und schwierige, wie zum Beispiel das Tai-Ji-Quan. Es gibt stille, langsame, schnelle, kraftvolle Übungen, solche die »nur« der Gesunderhaltung oder der Heilung dienen, und andere zum Zweck der Selbstverteidigung, sogar solche, bei denen Waffen wie Stöcke oder Schwerter eingesetzt werden. Immer aber dient Qigong der Erhaltung, Verbesserung und Verlängerung des Lebens.
Schon sehr früh fand man in China durch Beobachtung und Erfahrung heraus, daß es neben den uns bekannten Energieleitbahnen (Venen, Arterien, Lymph- und Nervenbahnen) auch noch andere Leitbahnen gibt, die ein normaler Mensch zwar nicht sehen, sehr wohl aber spüren kann. Das sind die sogenannten Meridiane, die unseren Körper wie ein unsichtbares Netz durchziehen. Auf ihnen zirkuliert das Qi in ganz bestimmtem Rhythmus in und um unseren Körper und läßt das Blut und die Körpersäfte fließen, die die Organe versorgen. Auf diesen Meridianen liegen die

»Tore der Energie«, über die man den Qi-Fluß in besonderer Weise beeinflussen kann. Diese Tore sind die Akupressur- oder Akupunkturpunkte.

Für den Qigong-Übenden genügt es zu Anfang, Yin und Yang zu unterscheiden (siehe Seite 11) sowie den Überbegriff Qi und den Verlauf der zwölf Haupt- und der zwei wichtigsten Sondermeridiane zu kennen (siehe Seite 13–17).

Qigong kann uns helfen, zu unserem Ursprung zurück zu finden. Das heißt, wieder zu spüren und zu tun, was für uns ganz persönlich gut und richtig ist, beispielsweise Bewegungen so auszuführen, daß wir dabei nicht zu schnell ermüden und alle Gelenke schonen. Wir koordinieren unseren Atem mit den Bewegungen und beachten bestimmte Grundhaltungen und Prinzipien. Unsere Vorstellungskraft wird geschult. Das ermöglicht es uns, wieder in uns hineinzuspüren und unsere inneren Bedürfnisse mit den äußeren Anforderungen in sinnvoller Weise zu verbinden. Dadurch können wir auch mitten im größten Trubel zu Ruhe und Gelassenheit gelangen.

Zum Ursprung zurückfinden heißt aber auch, sich all der Fähigkeiten und Kräfte, die in jedem einzelnen von uns in ganz besonderer Weise angelegt sind, bewußt zu werden und sie beharrlich zu entwickeln. Das können geistige, körperliche oder seelische Fähigkeiten sein. Qigong lehrt uns, mit beiden Beinen fest auf der Erde zu stehen und gleichzeitig mit dem Himmel verbunden zu sein.

Jeder Mensch, der sich mit Qigong beschäftigt, wird dafür seine eigenen Motive und Zielvorstellungen haben. Und bei jedem Menschen können sich diese Motive und Ziele im Lauf der Beschäftigung mit Qigong verändern. Ich selbst beispielsweise machte meine erste Erfahrung mit Qigong während meiner Akupunkturausbildung in der Heilpraktikerschule. Es war eine sehr einfache Übung, die im Liegen ausgeführt wurde. Plötzlich hatte ich das Gefühl, als öffne sich ein Vorhang in meiner Stirn. Es war ein außerordentliches Erlebnis, und so suchte ich von diesem Tag an überall nach Qigong-Lehrern und Qigong-Übungen. Das war aber gar nicht einfach, denn vor zehn Jahren war Qigong in Deutschland noch wenig verbreitet. Es wurden fast nur die für einen Anfänger sehr schweren Tai-Ji-Quan-Formen gelehrt.

Doch ich hatte Glück, denn ich lernte eine Chinesin kennen, die mich die fünf Übungen des »Fliegenden-Kranich-Qigong« lehrte. Ich fand die Übungen sehr schön, hatte aber damals nicht die Zeit, sie täglich auszuführen. So schwebte die Drohung: »Einen Tag nicht üben bedeutet nicht nur Stillstand, sondern Rückschritt um drei Tage« ständig über mir und entmutigte mich oft.

Meine Kinder waren damals noch sehr klein, ich hatte gerade eine Ausbildung in Gestalttherapie und themenzentrierter Interaktion hinter mir und sammelte meine ersten Erfahrungen als Gruppenleiterin. Gleichzeitig befand ich mich mitten in der Heilpraktikerausbildung und mußte stundenweise arbeiten, um die Ausbildung bezahlen zu können. Außerdem war ich ein sehr nach außen gerichteter Mensch, und es fiel mir schwer, mir regelmäßig Zeit für feste Übungsformen zu nehmen. Da ich aber spürte, daß mir die Übungen sehr gut taten, wollte ich unbedingt weiterlernen. Ich beschäftigte mich also viel mit der bildhaften Sprache der Chinesen, besonders an Hand des alten Weisheitsbuches

I Ging und des Taoteking des Laotse. Mir wurde klar, daß ein Tag wie ein Jahr sein kann und ein Leben wie ein Augenblick. Ich lernte, mich und mein Leben so anzunehmen, wie es eben gerade war, aber auch, zu einer mir gemäßen Regelmäßigkeit und damit zu den mir möglichen Übungszeiten zu finden.

Bei langen Autofahrten nutzte ich die Wartezeiten vor Bahnschranken oder im Stau für Atemübungen, und die Geigenstunden meiner Tochter waren Gelegenheiten, wenigstens einmal wöchentlich alle fünf Kranichformen zu üben. Beim Einkaufen diente mir das Warten an der Kasse, meine Grundhaltung im Stehen zu verbessern, und das Stehen in der U-Bahn half mir, festen Stand im Bogenschritt zu lernen. Aufrechtes Sitzen konnte ich auf fast jedem Stuhl üben, wenn ich nur daran dachte, auf die Stuhlkante vorzurutschen.

Allmählich wurde Qigong zu einer Alltäglichkeit. Ich wurde ruhiger, meine Rückenschmerzen verschwanden völlig, und mein Selbstbewußtsein wuchs beachtlich, was sich körperlich und seelisch positiv auswirkte. Je mehr Freude am Lernen und Üben ich fand, desto einfacher wurde es, die Zeit dafür zu erübrigen. Nach meiner Prüfung zur Heilpraktikerin vertiefte ich meine Kenntnisse in Chinesischer Medizin und Akupunktur und gab bald als Co-Leiterin mit Dieter Hölle zusammen Qigong-Seminare. An verschiedenen Volkshochschulen hielt ich Kurse in Akupressur oder Chinesischer Medizin. In diesen Kursen zeigte ich immer auch einfache Qigong-Übungen. Auf diese Art gab ich meine persönlichen Erfahrungen weiter. Heute beinhalten meine Qigong-Seminare immer auch Grundlagenwissen in Akupressur und Selbstmassage.

In meiner Praxis zeige ich auch Qigong-Übungen, die eine Psychotherapie begleiten können. Diese Art der Selbstheilung kann die Therapiezeiten erheblich verkürzen.

Vor allem mit älteren Menschen arbeite ich sehr viel und gerne. Sie sind besonders froh, durch Qigong eine Möglichkeit zur Selbsthilfe zu bekommen. So können sie sich aus der Passivität und Ohnmacht des nur Behandeltwerdens befreien und zu einem neuen Selbstbewußtsein finden.

Ich wende mich in diesem Buch an alle Menschen, die Hilfe zur Selbsthilfe suchen, unabhängig von Alter oder Befinden. Ich wende mich an alle, die in der Hektik unserer Zeit einen Weg zu Ruhe und Gelassenheit suchen, die aber deshalb nicht gleich Umgebung, Beruf, Partner oder Religion wechseln wollen, wie einzelne Ratgeber es gelegentlich empfehlen. Ich möchte all jene ansprechen, die in Lehrberufen, in der Kinder-, Alten- oder Krankenpflege tätig sind. Sie können sicher die eine oder andere kleine Übung aus diesem Buch weitergeben.

Dieses Buch ist dabei weder ein wissenschaftliches noch ein umfassendes Werk. Es möchte lediglich eine leicht verständliche und übersichtliche Grundlage zur Selbsthilfe durch Qigong anbieten. Dem entsprechend sind alle Qigong-Übungen, die ich in diesem Buch vorstelle, leicht erlernbar. Die Übungen werden entweder in Ruhestellung, im Sitzen oder Stehen, oder in Verbindung mit einfachen, langsamen Bewegungen und ruhiger Atmung ausgeführt, und sie können auf unterschiedliche Art in den normalen Alltag integriert werden.

Yin und Yang

Aus dem TAO entstand EINS.
Aus EINS entstand ZWEI.
Aus ZWEI entstand DREI.
Aus DREI entstanden die zehntausend Dinge.
Die zehntausend Dinge tragen in sich
YIN und umfangen YANG.
Sie erlangen Einklang,
wenn Sie diese Kräfte miteinander verbinden.

Yin	Yang
Erde	Himmel
Wasser	Feuer
Mond	Sonne
unten	oben
kalt	heiß
innen	außen
Ernährung	Reinigung
Entspannung	Spannung
Ruhe	Bewegung
Verdichtung	Auflösung

Die hier aufgeführte Liste enthält nur einige wenige Begriffe, die Yin und Yang entsprechen. Sie sind, auf den Menschen und seine Gesundheit bezogen, immer nur tendentiell zu verstehen. Das heißt, alles was hauptsächlich Yin ist, trägt doch Yin und Yang in sich. Was für uns sichtbar wird, ist immer nur ein momentaner Zustand, der schon wieder im Wandel begriffen ist.
Die Monate, das Yin-Yang-Zeichen, ist allgemein bekannt. Es ist ein Symbol für die Polaritäten in der Welt und im Leben, für die ständige gegenseitige Durchdringung, für Ausgleich und Wandel im Leben. Der helle Teil symbolisiert Yang, der dunkle Yin. In jedem ist aber der andere – durch den Punkt dargestellt – wiederum enthalten.

Yin und Yang ergänzen und durchdringen einander. Sie schaffen dadurch die Vielfalt der Erscheinungen und halten so ein fließendes Gleichgewicht. So gesehen erscheint auch der Begriff Gesundheit in einem anderen Licht.
Sprechen wir einmal nicht von Gesundheit und Krankheit; sprechen wir statt dessen von Gleichgewicht und Störung. *Gehen wir davon aus, daß jeder Mensch, so wie er ist, grundsätzlich in Ordnung ist, daß er aber jederzeit die Möglichkeit hat, diese Ordnung zu verändern.*

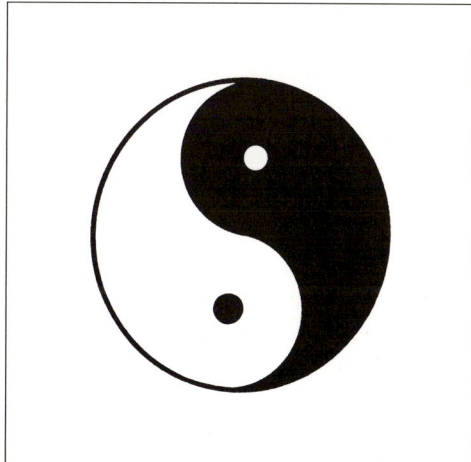

Das Yin-Yang-Symbol

Wer eine solche Änderung in Angriff nehmen will, muß sich zunächst ein möglichst genaues Bild von der Neuordnung machen, die er anstrebt. Erst wenn er ganz genau weiß, wie die neue Ordnung aussehen soll, kann er anfangen, in möglichst kleinen Schritten beharrlich daran zu arbeiten, diese Neuordnung zu schaffen.

Jede Neuordnung sollte nach Möglichkeit einen Ausgleich von Yin und Yang zum Ziel haben.

Wenn wir uns nur die kleine Liste der Eigenschaften von Yin und Yang als Grundlage nehmen, so können wir damit sehr schnell erkennen, ob wir uns eher in einem Yin- oder in einem Yang-Zustand befinden. Wir spüren, was uns fehlt, und streben die Ergänzung an.

Beispiel:
Ich fühle mich lustlos und müde, weil ich zuviel gearbeitet und zu wenig geschlafen habe. Es fehlt mir Yin. Folglich werde ich mich ausruhen und entspannen, um wieder ins Gleichgewicht zu kommen. Habe ich aber ausreichend geschlafen und mich nur wenig bewegt, so fehlt mir Yang. Also werde ich hinausgehen und mich bewegen, um so das Zuviel an Yin durch mehr Yang auszugleichen.

Als Qigong-Übung werde ich im ersten Fall eine ruhige Übung im Sitzen oder Liegen wählen oder die Bewegungen meiner gewählten Form sehr langsam ausführen. Im zweiten Fall werde ich eine anregende, dynamische Übung wählen oder meine gewählte Form schneller ausführen.

Auf die beschriebene Art und Weise kann man seine eigenen Störungen (Krankheiten) in ein einfaches System bringen und lernen, sich selbst besser zu helfen. Die Frage: *»Was fehlt mir eigentlich?«*

bekommt dann wieder ihren wirklichen ursprünglichen Sinn. Man ist nicht dazu verdammt, in einem passiven Sinne krank zu sein, man ist nicht Gefangener seiner Krankheit, vielmehr kann man aus seinem Kräftereservoir schöpfen, um langsam wieder zu einem Ausgleich und damit zu einer Besserung des Allgemeinzustandes zu gelangen.

Bei ernsthafteren Störungen ist es natürlich unerläßlich, einen Arzt zu Rate zu ziehen. Die Möglichkeit der ergänzenden Selbsthilfe durch Qigong besteht aber sogar bei schlimmsten Diagnosen und bewahrt den Betroffenen vor Resignation und Selbstaufgabe.

Ich kenne viele Menschen, die sich trotz schwerer körperlicher Behinderungen und Erkrankungen gesund fühlen, weil sie die richtigen Ausgleichsmöglichkeiten gefunden haben.

Gesundheit bedeutet nicht die Abwesenheit von Störungen, sondern die Kraft, mit ihnen zu leben.

Das Meridiansystem

Wenn Sie Qigong als Selbsthilfemethode für sich gewählt haben, ist es sinnvoll, auch den Verlauf der Hauptmeridiane und die genaue Lage der wichtigsten Energietore, sprich Akupressurpunkte, zu kennen.

Die 12 Hauptmeridiane, Lenkergefäß und Dienergefäß

Die 12 Hauptmeridiane beginnen oder enden jeweils in den Händen und Füßen.
Die Yin-Meridiane der Hände haben ihren äußeren Ausgangspunkt an der Brust. Sie verlaufen über die Yin-Seiten, das heißt, die Innenseiten der Arme und enden in den Spitzen von Daumen (Lungenmeridian), Mittelfinger (Kreislaufmeridian) und Kleinfinger (Herzmeridian).
Die Yang-Meridiane der Hände beginnen in den Fingerspitzen von Zeigefinger (Dickdarmmeridian), Ringfinger (Drei-Erwärmer-Meridian) und Kleinfinger (Dünndarmmeridian), verlaufen über die Yang-Seiten, das heißt die Außenseiten der Arme, und enden im Gesicht.
Die Yang-Meridiane der Füße beginnen dagegen im Gesicht und enden in den Spitzen von zweiter Zehe (Magenmeridian), vierter Zehe (Gallenblasenmeridian) und Kleinzehe (Blasenmeridian).
Die Yin-Meridiane der Füße beginnen in den Großzehen innen (Lebermeridian) und außen (Milzmeridian) und in der Mitte der Fußsohle unterhalb der Zehenballen im Punkt »Sprudelnde Quelle« (Nierenmeridian) und enden im Brustbereich. All diese Meridiane haben auch noch einen inneren Verlauf, der sie mit ihrem jeweils genannten Organ und ihrem Yin- oder Yang-Partnerorgan verbindet. Sie sind alle auch untereinander sowie mit den unregulären Meridianen (Sondermeridiane) und damit auch mit dem Dantian (Hauptenergiezentrum) verbunden, das etwas unterhalb des Bauchnabels in der Tiefe des Körpers liegt und in dem alle Energien zusammenfließen.

Der Haupt-Yin-Meridian und der Haupt-Yang-Meridian zählen zu den Sondermeridianen. Sie bilden sozusagen die Sammelstelle der Yin- und der Yang-Energie im Körper. Wenn das Qi frei über diese beiden Meridiane fließen kann, sind Yin und Yang im Gleichgewicht. Das zu erreichen, ist das Ziel aller Qigong-Übungen. Auf diesen beiden Meridianen liegen auch die meisten Konzentrationspunkte der Qigong-Übungen.
Der Haupt-Yin-Meridian (Dienergefäß oder Renmai) verläuft vorne über die Yin-Seite des Rumpfes, vom Punkt Huiyin am Damm, bis zum Punkt Chengjiang zwischen Unterlippe und Kinn.
Der Haupt-Yang-Meridian (Lenkergefäß oder Dumai) verläuft hinten über die Yang-Seite des Rumpfes vom Punkt Huiyin über die Wirbelsäule, Kopf und Gesicht bis zum Punkt Renzhong zwischen Nase und Oberlippe.
Die Zunge bildet gleichsam die Brücke zwischen den beiden Meridianen. Beim »Inneren Lächeln« (siehe Seite 30) hat sie automatisch Verbindung zum oberen Gaumen. Der sogenannte Kleine Himmlische Kreislauf ist damit geschlossen.

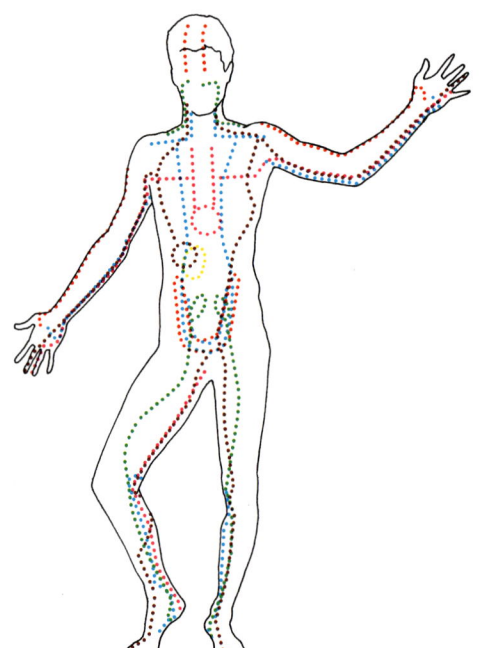

.... Gallenblasenmeridian
.... Lebermeridian
.... Dünndarmmeridian
.... Herzmeridian
.... Blasenmeridian
.... Nierenmeridian

.... Dünndarmmeridian
.... Blasenmeridian
.... Herzmeridian
.... Nierenmeridian

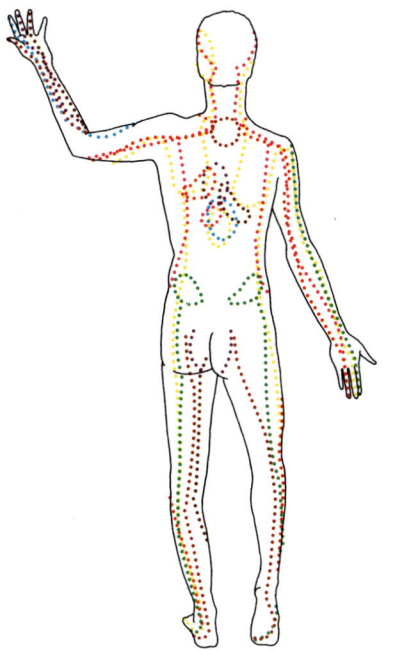

.... Drei-Erwärmer-Meridian
.... Lebermeridian
.... Magenmeridian
.... Dickdarmmeridian
.... Milzmeridian
.... Lungenmeridian
.... Gallenblasenmeridian
.... Kreislaufmeridian

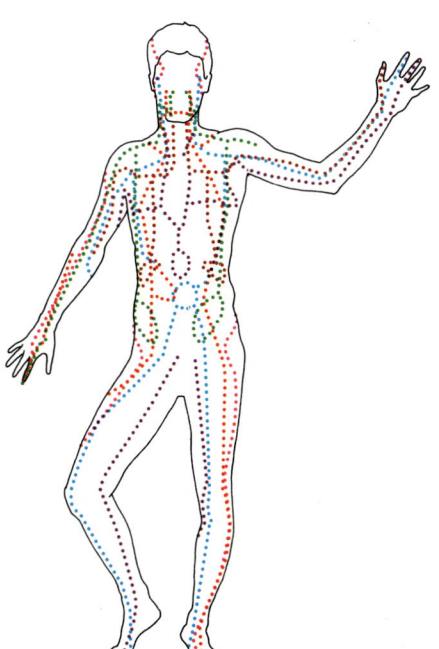

.... Milzmeridian
.... Kreislaufmeridian
.... Drei-Erwärmer-Meridian
.... Dickdarmmeridian
.... Magenmeridian
.... Lungenmeridian

**Übung zum Erlernen des Meridian-
verlaufs und zur Energieanregung**

Stellen Sie die Füße parallel nebeneinander, jedoch etwas weiter auseinander als
in der Grundhaltung (siehe Seite 22).
Strecken Sie den linken Arm locker nach
vorne aus; drehen Sie ihn so, daß die
Handfläche nach oben zeigt. Beginnen
Sie nun mit der rechten Hand den Verlauf der Yin-Meridiane abzuklopfen.
Klopfen Sie mit der ganzen Handfläche,
beginnend an der linken Brust, den In-
nenarm abwärts bis zu den Fingerspitzen. Drehen Sie dann den linken Arm
um, so daß die Handfläche nach unten
zeigt, und klopfen Sie nun entlang des
Verlaufs der Yang-Meridiane, von der
Hand beginnend, den Außenarm aufwärts, bis zur Schulter. Dort klopfen Sie
einige Male kräftig auf die Nackenmuskulatur, um eventuelle Spannungen zu
lösen. Dann ebenfalls mit der rechten
Handfläche einmal kurz auf den Hinterkopf klopfen, einmal auf den höchsten
Punkt des Kopfes (Baihui) und einmal
auf die Stirn (Tianmu). Darauf absolvie-
ren Sie die gesamte Übung seitenverkehrt; Sie strecken den rechten Arm
aus und klopfen mit der linken Hand.
Danach legen Sie beide Handflächen so
hoch wie möglich auf den Rücken und
klopfen im Verlauf der Yang-Meridiane
(nur den Magenmeridian lassen Sie aus)
hinten und außen abwärts über die
Beine bis zu den Fersen. Dann legen Sie
die Handflächen auf die Innenknöchel
der Füße und folgen dem Verlauf der
Yin-Meridiane an den Innenseiten der
Beine aufwärts bis zur Brust. Von hier
aus klopfen Sie als Abschluß diagonal
von der linken Brust zum rechten Fußrücken und von der rechten Brust zum
linken Fußrücken. Die ganze Übung
dreimal wiederholen. Die Festigkeit

des Klopfens können Sie nach Bedarf
verändern.

Wirkung und Nutzen
Das konzentriert ausgeführte Klopfen
lenkt das Bewußtsein und das Qi durch
den ganzen Körper. Die kleinen Blut-
gefäße im Körper werden erweitert,
die Muskeln dadurch aktiviert, und das
Klopfen auf den Kopf regt die Tätigkeit
der Hirnzellen an.

Alltagstip
Diese Übung hilft beim Aufwachen und
eignet sich besonders für Morgenmuffel,
aber auch als »Zwischendurch« bei sit-
zenden Tätigkeiten. Sie wird auch von älteren Menschen und von Kindern gern
durchgeführt.

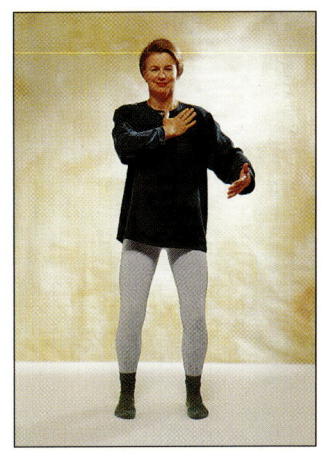
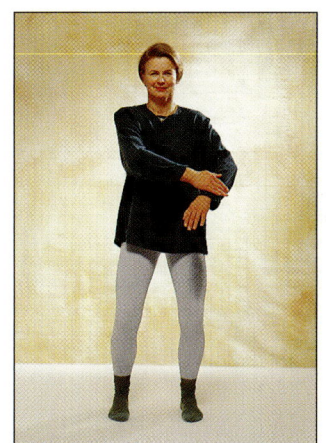
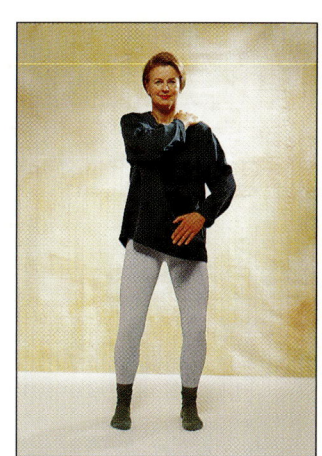
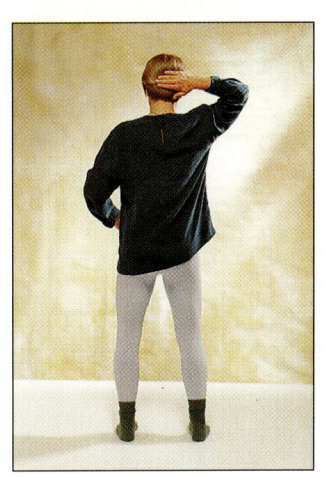
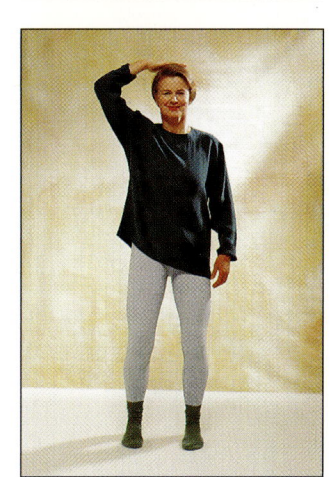
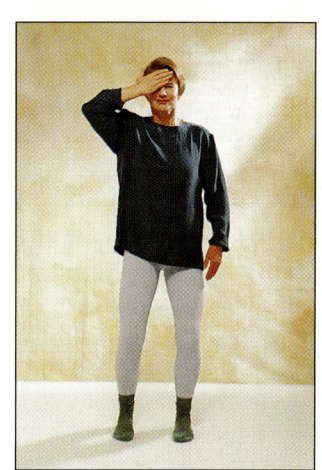
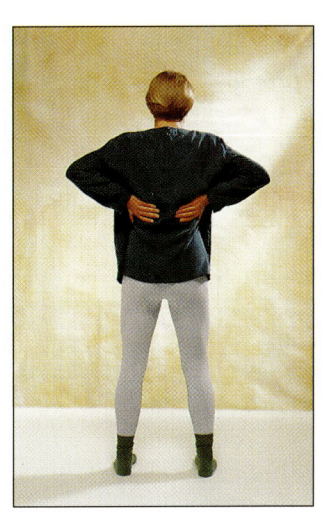
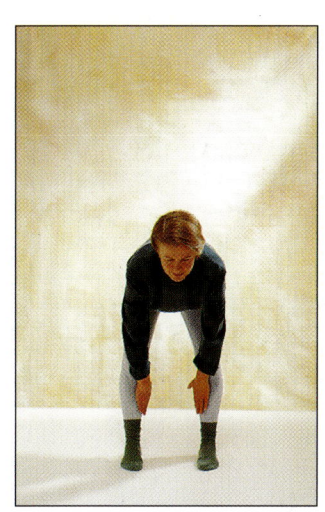
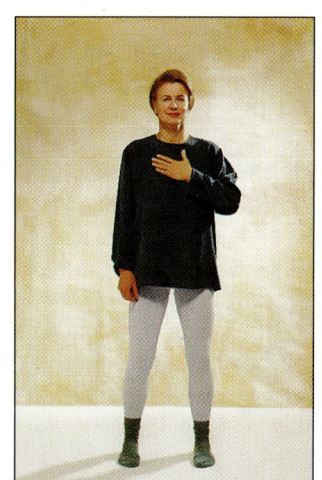

Die Grundlagen des Qigong

Als die »Zwei Wege« des Qigong werden die Übungen bezeichnet, die entweder in Bewegung oder in Ruhe ausgeführt werden. Die »Drei Mittel« sind Bewegung, Atmung und Bewußtsein. Wenn man den Bewegungsablauf einer Übung vollkommen beherrscht, kann man sie auch nur mittels Bewußtsein und Atmung in Ruhe ausführen.

Die »Grundhaltungen«, Stehen, Sitzen oder Liegen, sind für sich bereits sehr wirksame Qigong-Übungen, denn sie wirken sehr positiv auf die Gelenke und schaffen die Möglichkeit für einen freien Qi-Fluß.

Das wichtigste »Prinzip« bei jeder Qigong-Übung heißt: »Sich wohl fühlen«. Das bedeutet, daß man Übungsplatz und Grundhaltung stets so wählt, daß man sich wohl fühlt. Wenn sich zum Beispiel in der Grundhaltung eine Verkrampfung einstellt, nimmt man solange kleine Korrekturen vor, bis man wieder völlig entspannt ist. Auch während und nach dem Üben soll man sich stets wohl fühlen.

Ein weiteres wichtiges Prinzip heißt: »Unten fest – oben leicht«. Das bedeutet, daß man beim Stehen und Sitzen immer einen sicheren und festen Kontakt zum Boden haben sollte, damit man sich oben stets »rund« und leicht bewegen kann, ohne dabei aus dem Gleichgewicht zu geraten.

Alle Bewegungen sollen dem Hauptenergiezentrum, dem unteren Dantian, entspringen. Dies erlernt man durch Übung. Die Aufmerksamkeit ist möglichst immer bei der Übung oder kehrt doch immer wieder zu ihr zurück. Deshalb heißt ein drittes Prinzip bei Qigong-Übungen: »Die Gedanken kommen und gehen lassen«.

Für Eindrücke aus der Umgebung gilt das Prinzip: »Hören, aber nicht zuhören« und »sehen, aber nicht hinschauen«. Der Blick hält sich nirgends fest, er ist ruhig in einigen Metern Entfernung auf den Boden gerichtet. Hat man eine Wand vor sich, so kann man sich vorstellen, einfach durch sie hindurch zu schauen. Vorstellungen und Bilder, die häufig bei den Übungen genannt werden, stellen immer nur eine Hilfe für die Haltung oder Bewegung dar. Sie werden deshalb nur »angedacht« und dann wieder losgelassen.

Das Atmen

Das Qigong unterscheidet zwischen verschiedenen Arten der Atmung: das natürliche Atmen, das Qi-Atmen und das Windatmen. Für den Qigong-Anfänger genügt es, das natürliche Atmen und das Qi-Atmen zu üben.

Sehr viele Menschen haben durch den ständigen Streß im Alltag die natürliche Atmung regelrecht verlernt. Sie atmen überwiegend über den Brustkorb und vernachlässigen die Zwerchfellatmung. So kommt es zu Verspannungen der Rücken- und Schultermuskulatur und zu einem Qi-Stau in der oberen Körperhälfte. Herz und Kreislaufbeschwerden sind die Folge, auch seelische Spannungen können nur noch mangelhaft abgebaut werden. Durch die unzureichende Atemmassage der unteren Bauchorgane kommt es auch hier immer wieder zu Störungen.

Das natürliche Atmen, auch Bauchatmung genannt, ist eine runde, weiche, fließende Atembewegung, bei der das Ein- und Ausatmen ohne Kraftanstrengung einfach kommt und geht. Beim Einatmen spannt sich das Zwerchfell und senkt sich, um Platz zu schaffen für die einströmende Atemluft. Die Bauchdecke hebt sich dabei leicht an. Beim Ausatmen entspannt und hebt sich das Zwerchfell, und die verbrauchte Atemluft kann wieder ausströmen. Ein- und Ausatmen erfolgen durch die Nase.

Übung für die natürliche Atmung

Wählen Sie die Grundhaltung im Sitzen oder Liegen (siehe Seite 26–29), und legen Sie die Hände bei entspannten Schultern übereinander auf den Bauch; die Daumenballen liegen in Höhe des Bauchnabels. Lassen Sie den Atem kommen und gehen, und spüren Sie, wie Ihre Hände sich leicht heben und senken.

Wirkung und Nutzen
Beruhigung und Vertiefung der Atmung, Entspannung der Schulter- und Nackenmuskulatur, vermehrter Qi-Fluß in den unteren Dantian. Beruhigung des Herzschlags und des Geistes; Streßabbau.

Alltagstip
Im Liegen können Sie diese Übung als Einschlafübung nutzen. Im Sitzen läßt sie sich überall da ausführen, wo Sie nur zuhören oder zuschauen. Mit einiger Übung wird es Ihnen gelingen, Ihre Aufmerksamkeit gleichzeitig auf Ihre Hände und die Musik, den Film oder den Gesprächspartner zu richten.

Das Qi-Atmen stellt sich bei vielen Qigong-Übungen durch die zugehörige Bewegung von selbst ein. Es wird oft mit der Brustatmung verwechselt, weil beim Einatmen die Bauchdecke leicht angespannt wird. Die Schulter- und Nackenmuskulatur bleibt beim Qi-Atmen aber völlig entspannt. Das Zwerchfell senkt sich, und durch die Anspannung der Bauchmuskulatur wird das venöse Blut aus den Bauchorganen herausgedrückt. Das Qi wird aus dem Dantian in die Meridiane geleitet. Beim Ausatmen kann durch die Entspannung der Bauchmuskulatur besonders viel Qi in das Dantian einströmen; dadurch erlebt man die Atempause nach dem Ausatmen als besonders angenehm. Ein- und Ausatmen erfolgen meist durch die Nase, bei manchen Übungen wird jedoch durch die Nase ein- und durch den Mund ausgeatmet.

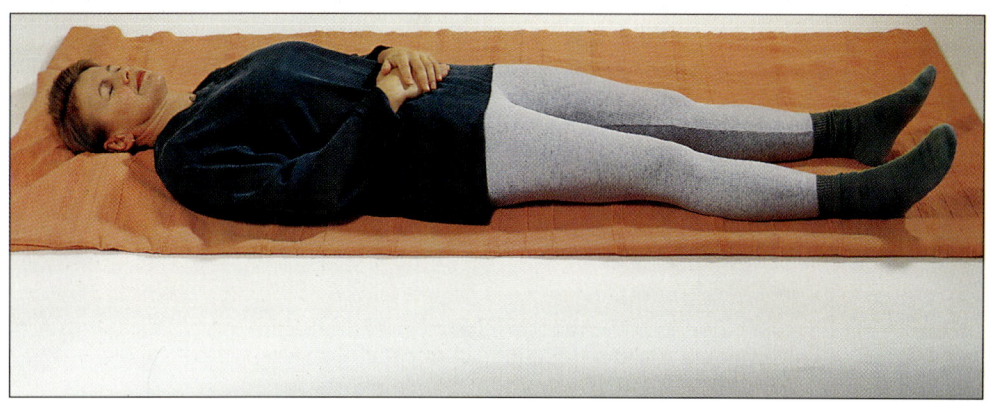

Übung für das Qi-Atmen

Wählen Sie eine der Grundhaltungen im Sitzen (siehe Seite 26/27). Die Hände liegen übereinander auf dem Unterbauch. Nun stellen Sie sich vor, Ihre Wirbelsäule wäre eine Spirale, und am Scheitelpunkt Ihres Kopfes wäre ein Faden angebracht. Während Sie einatmen, zieht jemand Sie sanft an diesem Faden nach oben und vorne, so daß sich die Spirale etwas dehnt. Der Unterbauch wird dabei knapp über dem Schambein ein wenig eingezogen. Die Hände dürfen unterstützend mithelfen. Die Schultern bleiben unten. Beim Ausatmen zieht sich die Spirale völlig entspannt in ihre Ausgangshaltung zurück. Unterbauch und Hände lassen los. Sie genießen für einen kleinen Moment die wohlige Stille der Atempause. Ein- und Ausatmung erfolgen durch die Nase.

Wirkung und Nutzen
Verlängerung der Atemfrequenz, Vermehrung des Qi im Dantian, Massage der Bauchorgane und Verbesserung des venösen Rückflusses zum Herzen.

Alltagstip
Gähnen Sie tagsüber immer wieder einmal. Genießen Sie diese besondere Art des Qi-Atmens, so oft Sie können. Dabei dürfen Sie den Mund ruhig weit öffnen und auch einmal nach Herzenslust Töne von sich geben oder stöhnen. Durch Strecken und Dehnen der Arme können Sie den Atemvorgang noch unterstützen. Gähnen ist übrigens auch das beste Mittel gegen trockene Augen.

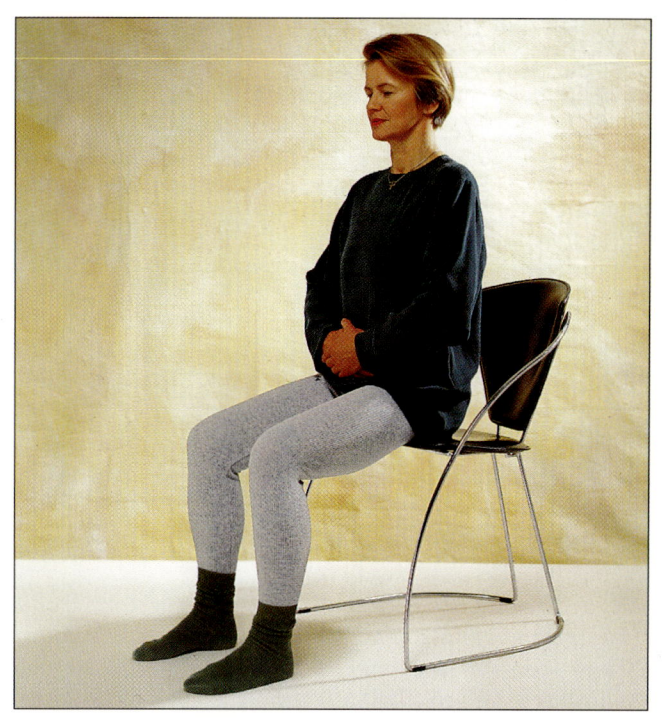

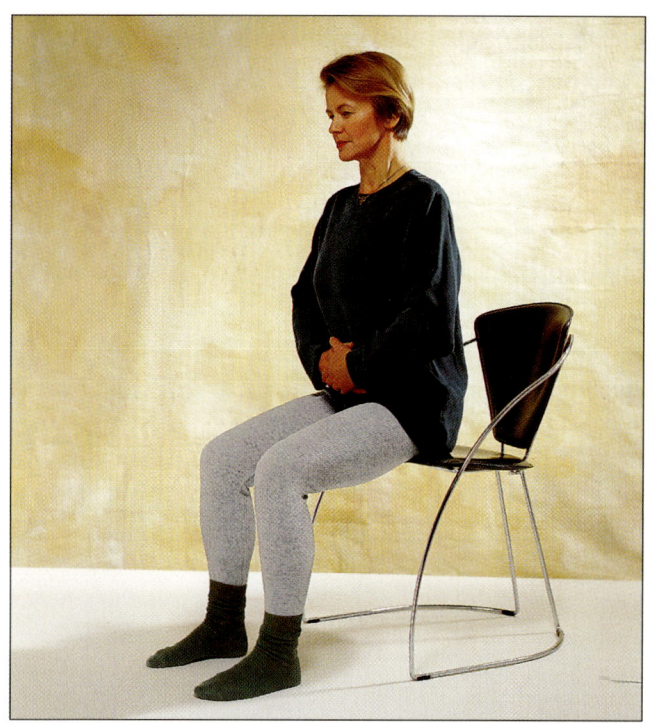

Die Grundhaltung im Stehen

Suchen Sie sich einen Platz, an dem Sie sich wohl fühlen, und stellen Sie die Füße parallel dicht nebeneinander. Dann öffnen Sie die Fußspitzen um etwa 45° und ziehen anschließend die Fersen so nach, daß sie etwas weiter außen stehen als die Großzehen. Jetzt sind die Füße gleichmäßig belastet und die Fußgelenke optimal für den Qi-Fluß geöffnet. Hüft-, Knie- und Fußgelenke stehen in einer Linie übereinander.

Als nächstes werden auch die Kniegelenke geöffnet, das heißt, sie werden ganz wenig gebeugt. Am besten erreichen Sie diese Haltung, wenn Sie die Knie einmal ganz nach hinten durchdrücken und dann einfach wieder loslassen. Das können Sie ruhig mehrfach wiederholen, bis Sie ein angenehmes, entspanntes, offenes Gefühl in den Kniegelenken haben.

Nun kommen die Hüftgelenke dran. Kippen Sie das Becken langsam vor und zurück, und spüren Sie dabei Ihre Lendenwirbelsäule. Sie werden wechselweise das Gefühl haben, daß sich ein Hohlkreuz bildet und wieder verschwindet. In der Stellung, in der die Wirbelsäule am geradesten ist, entsteht ein Gefühl, als säße man gemütlich auf einer Stange aus Luft. Das ist die richtige Stellung.

Gehen Sie jetzt in Gedanken die Wirbelsäule weiter nach oben, und öffnen Sie dabei, sich räkelnd, alle Wirbelgelenke. Wahrscheinlich bewegen sich jetzt auch die Schultern schon locker mit. Um die Schulter- und Nackenmuskeln ganz zu entspannen, drehen Sie die Arme in den Schultergelenken nach vorn – der Impuls geht von den Ellbogen aus –, und ziehen Sie die Schultern bis zu den Ohren hoch. Danach lassen Sie die Schultern langsam wieder sinken. Wenn Sie das einige Male wiederholt haben, stellt sich ein rundes Gefühl in Schultern und Armen ein. Die Achseln

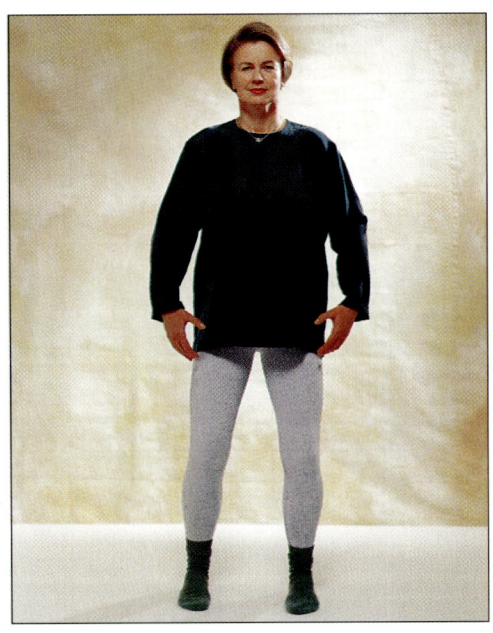

sind ganz leicht geöffnet und die Ellbogen ein wenig nach vorn gezogen. Die Hände hängen locker in den Handgelenken, die Finger, auch die Daumen, sind leicht geöffnet in einer natürlichen Krümmung. Um das zu erreichen, können Sie die Hände einige Male zur Faust schließen und wieder öffnen. Die Handinnenflächen sind einander zugewandt.

Zum Schluß kommen Halswirbelsäule und Kopf dran. Stellen Sie sich einen unsichtbaren Faden vor, der am Scheitelpunkt Ihres Kopfes (Baihui) befestigt ist. Beschreiben Sie nun mit dem Kinn einige Male einen Kreis nach oben, nach vorne und wieder nach unten bis zur Brust. Von da aus zieht der Faden den Kopf wieder in eine aufrechte Stellung, in der der Kopf fast schwerelos über der Halswirbelsäule schwebt. Das Kinn ist dabei ein ganz klein wenig angezogen, aber nie so weit, daß eine Spannung in Nacken oder Hals entsteht. Lassen Sie sich Zeit, um in die Grundhaltung hineinzufinden. Öffnen Sie alle Gelenke nacheinander, und vergessen Sie sie dann wieder, damit die Haltung nicht verkrampft wird. Denken Sie an die beiden Grundprinzipien »sich wohl fühlen« und »unten fest und oben leicht«.

Wirkung und Nutzen

Die Grundhaltung im Stehen hilft, Blockaden in der Wirbelsäule und Verspannungen der Muskulatur aufzuspüren. Der Teufelskreis von Schmerz – Verspannung – Schonhaltung – Fehlhaltung läßt sich so durchbrechen. Der natürliche Muskeltonus wird neu aufgebaut, Muskeln und Sehnen werden gestärkt. Durch beharrliches Üben sind selbst lange bestehende Fehlhaltungen dauerhaft korrigierbar.

Stehen wie ein Baum,
die Wurzeln fest in der Erde,
die Zweige leicht wie im Wind bewegt.

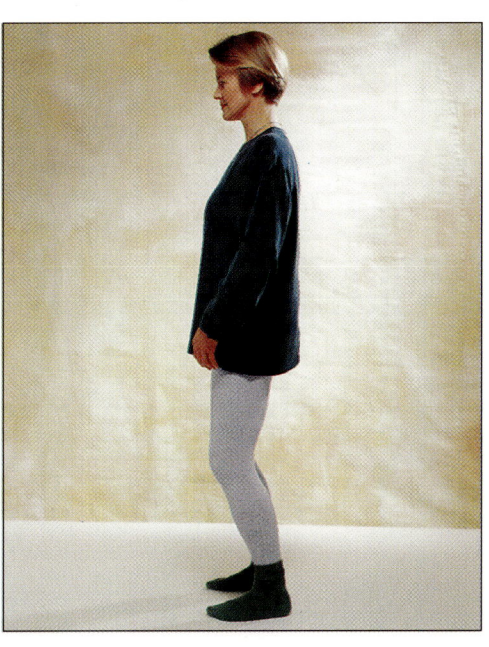

Zum Himmel wachsen und sich in die Wolken setzen

Nehmen Sie die Grundhaltung im Stehen ein, und achten Sie einfach auf Ihren Atem, wie er kommt und geht. Sie werden dabei bald eine kleine Schaukelbewegung wahrnehmen, bei der sich das Gewicht minimal auf die Zehenballen und dann wieder zurück auf die ganzen Sohlen verlagert. Verstärken Sie diese Bewegung ein wenig, und genießen Sie das Schaukeln. Sie haben dabei das Gefühl, als ob Sie sich nach vorne etwas aufrichteten und größer würden und sich beim Zurückkommen wieder setzten.

Es entsteht ein leichtes Spiel in allen Gelenken. Besonders die Kniegelenke müssen dabei ganz locker sein. Wenn Sie jetzt wieder auf Ihren Atemrhythmus achten, werden Sie spüren, daß dieser sich ganz von allein der Schaukelbewegung angepaßt hat. Beim gedachten Aufrichten atmen Sie ein, beim Hinsetzen atmen Sie aus.

Sind Atem und Bewegung so im Einklang, daß Sie nicht mehr denken müssen, können Sie zusätzlich beim Einatmen den Schließmuskel am After leicht anziehen und beim Ausatmen wieder loslassen.

Legen Sie zum Schluß der Übung die Hände für einige Atemzüge auf das Dantian, und stellen Sie sich vor, das eben »gesammelte« Qi werde hier bewahrt. Ziehen Sie dann den linken Fuß an den rechten heran, und verlassen Sie den Übungsplatz.

Wirkung und Nutzen

Durch das Lockern aller Gelenke tritt eine physische und psychische Entspannung ein. Alle Verspannungen, vor allem im Wirbelsäulenbereich, lockern sich. Das Bewußtsein und damit das Qi kann nach unten wandern, venöses Blut kann verstärkt zum Herzen zurückfließen. Die Kapillaren in den Extremitäten öffnen sich, Hände und Füße werden warm.

Alltagstip

Wo immer Sie in Ihrem Alltag stehen müssen, ob an der Bushaltestelle oder beim Einkaufen vor der Kasse, können Sie die beschriebene Grundhaltung einnehmen. Denken Sie immer daran, daß Sie sich gemütlich »in die Wolken setzen« können, anstatt ungeduldig von einem Bein aufs andere zu treten. Mit einiger Übung werden Sie auch längere Zeit völlig schmerzfrei stehen können.

Besonders für ältere Menschen und für Frauen nach Entbindungen ist das Einziehen und Loslassen der Aftermuskulatur ein gutes Training für den Beckenboden.

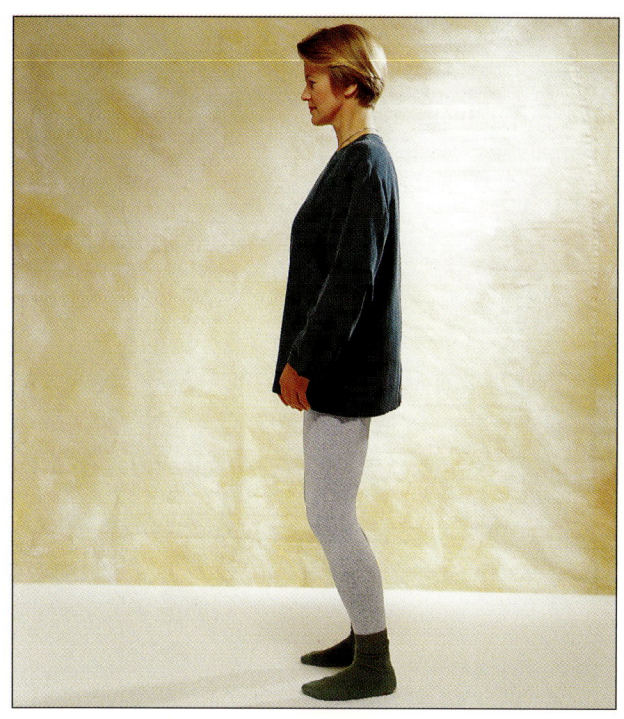

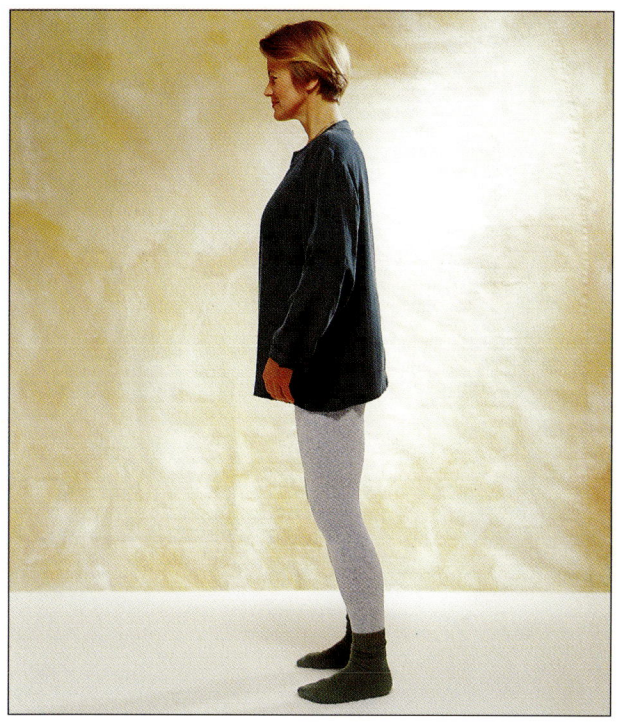

Die Grundhaltungen im Sitzen

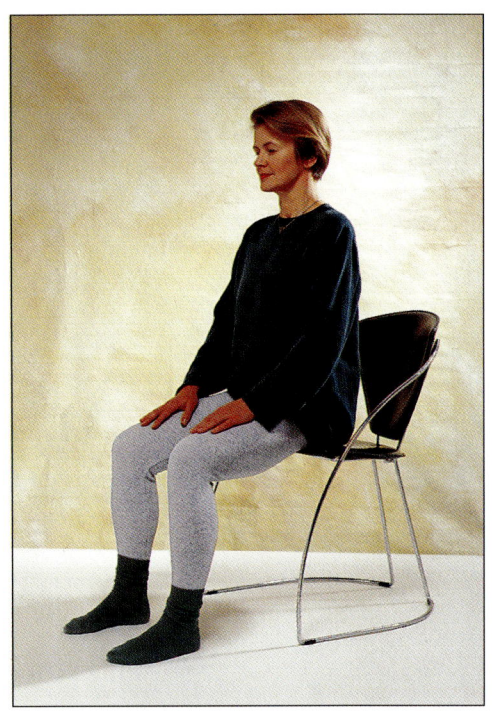

Es gibt mehrere Grundhaltungen im Sitzen. Welche man wählt, hängt von den individuellen Vorlieben, Fähigkeiten und den vorhandenen Möglichkeiten ab. Wichtig ist dabei, wie beim Stehen eine aufrechte, entspannte Haltung der Wirbelsäule sowie der Nacken- und Schultermuskulatur zu erreichen.

Die erste Grundhaltung, das Sitzen auf einem Stuhl, einem Hocker oder einer Bank mit gerader Sitzfläche, kann fast jeder Mensch einnehmen: Rutschen Sie dazu auf dem von Ihnen gewählten Sitzmöbel so weit nach vorne, bis Sie nicht mehr auf den Oberschenkeln sitzen, sondern allein auf den Sitzknochen im Gesäß. Die Füße stehen dabei parallel zueinander, aber nicht zusammen mit den ganzen Sohlen auf dem Boden;

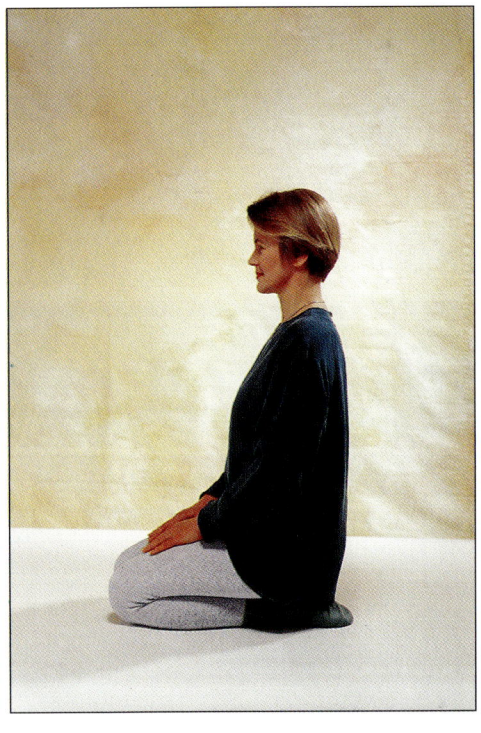

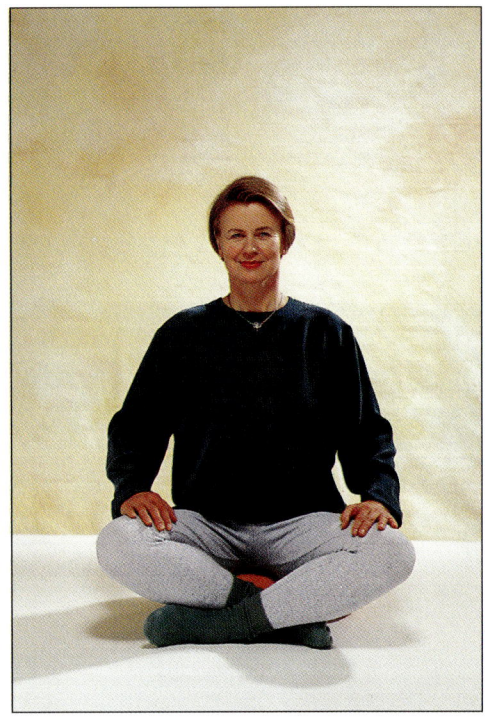

die Außenkanten bilden etwa mit den Schultern eine Linie. Ober- und Unterschenkel bilden im Knie einen rechten Winkel. Wenn das nicht der Fall ist, weil das Sitzmöbel zu hoch oder zu niedrig ist, können Sie entweder unter die Füße oder unter das Gesäß zum Ausgleich ein festes Polster oder eine Decke schieben. Auch Telefonbücher leisten dazu gute Dienste. Die Hände liegen locker und entspannt auf den Oberschenkeln.

Die zweite Grundhaltung ist das Sitzen auf dem Boden im Knie- oder Fersensitz: Wer in dieser Sitztechnik ungeübt ist, kann sich ein Polster oder eine zusammengerollte Decke zwischen Beine und Gesäß schieben oder ein Meditationsbänkchen benutzen. Die Beine werden dabei vom vollen Druck etwas entlastet. Wichtig ist wieder die aufrechte Haltung der Wirbelsäule. Die Hände liegen entspannt auf den Oberschenkeln.
Die dritte Möglichkeit ist das Sitzen im Schneider- oder im Lotussitz. Hier brauchen Sie unbedingt ein festes Polster oder eine zusammengelegte Decke unter dem Gesäß, damit sich der Oberkörper mühelos aufrichten läßt.

Wirkung und Nutzen
Wenn Sie die Grundhaltung erst einmal beherrschen, können Sie fast auf jedem Stuhl zu einer aufrechten und lockeren Sitzhaltung finden. Die Oberschenkel werden entlastet, so daß auch im Sitzen das venöse Blut ungehindert zum Herzen zurückströmen kann. Durch die feste Verbindung mit dem Boden ist der Qi-Fluß nach unten nicht behindert. Die Rückenmuskulatur wird durch den Verzicht auf eine Stuhllehne nach einiger Zeit so weit gestärkt, daß auch langes Sitzen Sie nicht mehr ermüdet oder schmerzt.

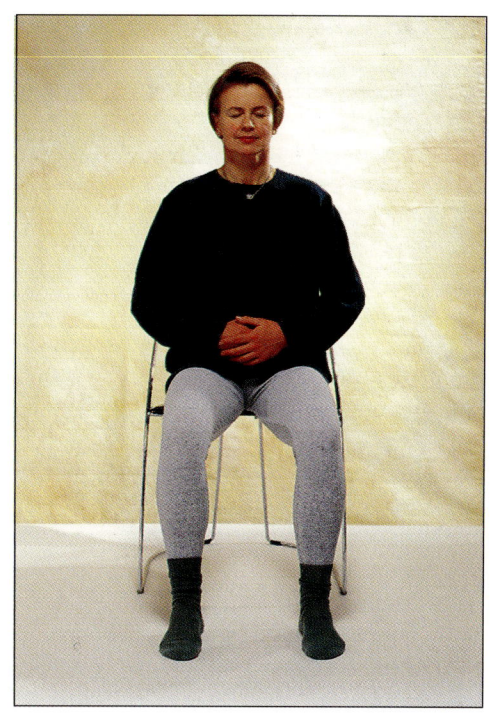

Übung

Wählen Sie eine der Grundhaltungen, legen Sie die Hände entspannt übereinander auf das Dantian, und achten Sie für einige Minuten nur auf Ihren Atemfluß. Wenn die Gedanken abschweifen, kehren Sie einfach immer wieder zu Ihrem Atem zurück. Das beruhigt Herz und Geist und stärkt die Rückenmuskulatur.

Alltagstip
Überprüfen Sie vor allem Ihren Arbeitsplatz darauf, ob er Ihnen die Möglichkeit bietet, eine gute Grundhaltung einzunehmen. Verzichten Sie auf zu weiche oder zu niedrige Sitzmöbel. Die Füße sollen mit der ganzen Sohle den Boden berühren. Das erdet vor allem bei geistiger Tätigkeit. Setzen Sie sich zum Fernsehen im Fersensitz auf den Boden. Das stärkt die Venenmuskulatur der Beine.

Die Grundhaltungen im Liegen

Diese Positionen dienen der Entspannung und bieten die Möglichkeit des freien Qi-Flusses im ganzen Körper. Im Liegen können Sie alle Qigong-Übungen in Gedanken nachvollziehen, also auch dann, wenn Sie krank sind, oder abends vor dem Einschlafen.

Für die erste Grundhaltung liegen Sie auf dem Rücken. Die Beine sind gerade ausgestreckt und entspannt – wenn nötig, legen Sie sich ein kleines Kissen unter die Kniekehlen –, die Füße fallen locker zur Seite. Die Arme liegen seitlich neben dem Körper, mit den Handrücken nach oben. Der Kopf ruht entweder direkt auf der Unterlage oder auf einem kleinen Kissen. Der Atem kommt und geht ruhig im Rhythmus der jeweils gedachten Übung.

Für die zweite Grundhaltung legen Sie sich auf die rechte Körperseite. Das rechte Bein ist dabei locker gestreckt, das linke Bein liegt angewinkelt darauf, der linke Fußrücken auf dem rechten Unterschenkel. Der Kopf ruht auf einem kleinen Kissen, so daß er nicht nach unten kippt. Der rechte Arm ist angewinkelt, die rechte Hand liegt auf dem Kissen neben dem Gesicht. Der linke Arm ruht locker seitlich auf dem Körper. Der Atem geht ruhig im Rhythmus der jeweils gedachten Übung.

Übung im Liegen

Nehmen Sie eine der Grundhaltungen ein, und achten Sie auf Ihren Atem. Ist der Rhythmus ruhig und gleichmäßig, legen Sie beim Einatmen durch die Nase die Zunge ganz leicht gegen den Gaumen. Anschließend lösen Sie die Zunge wieder und atmen durch den leicht geöffneten Mund aus. Richten Sie Ihre Aufmerksamkeit danach auf Dantian, und stellen Sie sich vor, daß das Hauptenergiezentrum ganz warm wird. Üben Sie, bis Sie eine wohlige Wärme in Ihrer Körpermitte spüren, dann legen Sie die Hände übereinander auf Dantian, mit der Vorstellung, es zu schließen – haben Sie auf der Seite gelegen, drehen Sie sich zum Schließen von Dantian auf den Rücken.

Wirkung und Nutzen

Vor dem Einschlafen hilft die Übung, abzuschalten und in erholsamen und entspannten Schlaf zu finden. Tagsüber können Sie nach dem Üben wieder frisch und erholt weiterarbeiten.

Alltagstip

Leiden Sie unter Einschlafstörungen, führen Sie abends im Bett in einer der Grundhaltungen im Liegen die Übung »Durch die Finger atmen« in Gedanken aus – das wird Ihnen helfen.

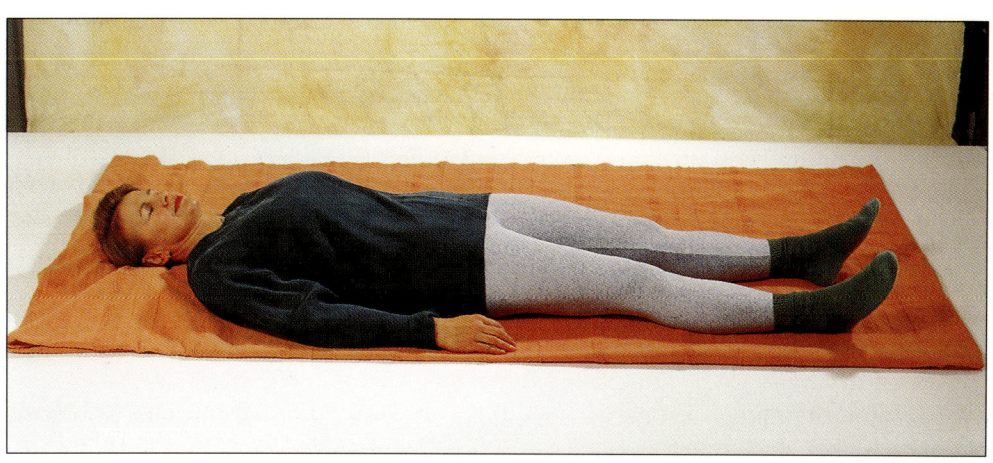

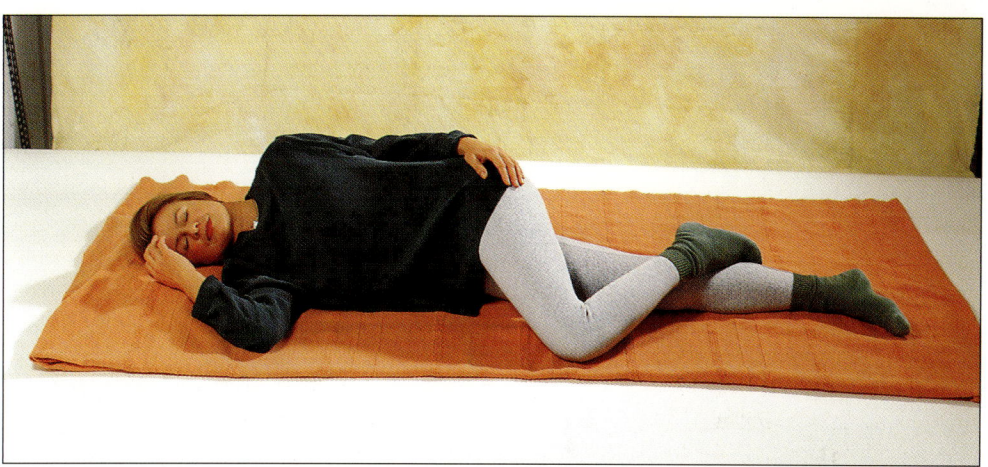

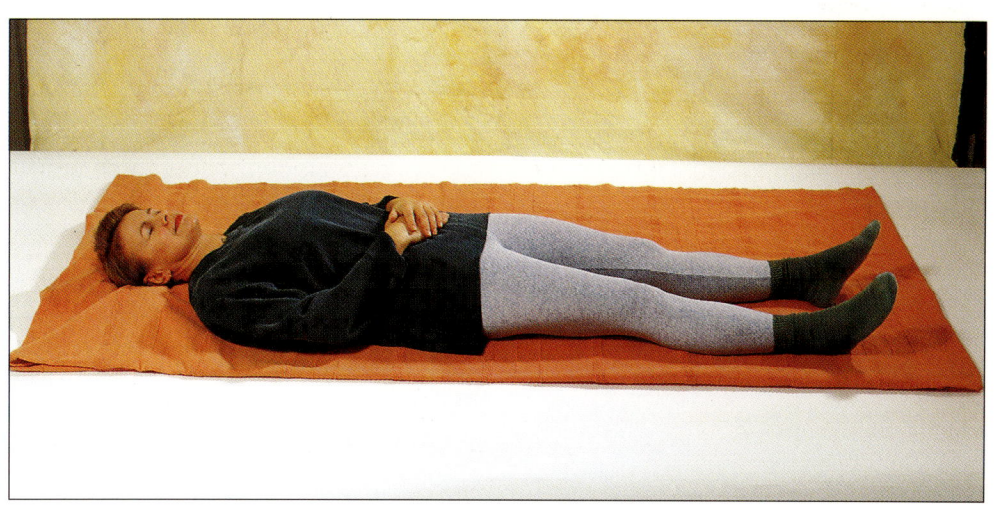

Das Innere Lächeln

Eine der wichtigsten Qigong-Übungen und gleichzeitig die innere Grundhaltung ist »Das Innere Lächeln«. Gemeint ist damit vor allem eine wohlwollende, liebevolle Einstellung sich selbst, einer Übung oder einer gerade ausgeübten Tätigkeit gegenüber. Vielen Menschen erscheint gerade das als die schwierigste Aufgabe. Ich erlebe dabei in meinen Kursen zu Anfang oft große Skepsis, ja sogar Ablehnung – und ebenso viele Aha-Erlebnisse. Deshalb stelle ich die Übung »Das Innere Lächeln« meist an den Anfang eines Seminars. Auch Ihnen empfehle ich, sie vor dem Weiterlesen auszuprobieren, wo immer Sie gerade auch sein mögen.
Schließen Sie die Augen, und achten Sie einfach auf Ihren Atemfluß. Spüren Sie, wie die Atemluft ein- und ausströmt und wie tief Sie den Atem beziehungsweise die Atemwelle wahrnehmen können.
Nun ziehen Sie die Stirn in Falten und stellen sich vor, daß Sie angestrengt über irgend etwas nachdenken. Achten Sie darauf, was jetzt mit Ihrem Atem geschieht. Wahrscheinlich stockt er für einen Moment. Jetzt entspannen Sie Ihr Gesicht und lächeln einfach in sich hinein. Das Lächeln darf sich ruhig auch äußerlich zeigen. Spüren Sie Ihrem Atem nach und fühlen Sie, wie er sich verändert, wie er wieder ruhig und gleichmäßig wird.
Wenn Sie diese Übung gemacht haben, wird Ihnen sicher deutlich, warum das Innere Lächeln im Qigong – aber auch im Alltag – eine so große Bedeutung hat. Allein schon durch ein Stirnrunzeln blockieren wir unseren Atemfluß und dadurch natürlich den Qi-Fluß spürbar! Auch oder gerade wenn irgend etwas im Leben anstrengend oder ärgerlich ist, sollten wir doch für einen Moment innehalten und uns selbst ermutigend zulächeln oder auch uns und die Situation belächeln. Das entspannt und zeigt uns neue Lösungsmöglichkeiten.

Alltagstip
Denken Sie gerade im größten Streß immer wieder einmal an das Innere Lächeln. Sie werden staunen, wie entspannend das wirken kann.

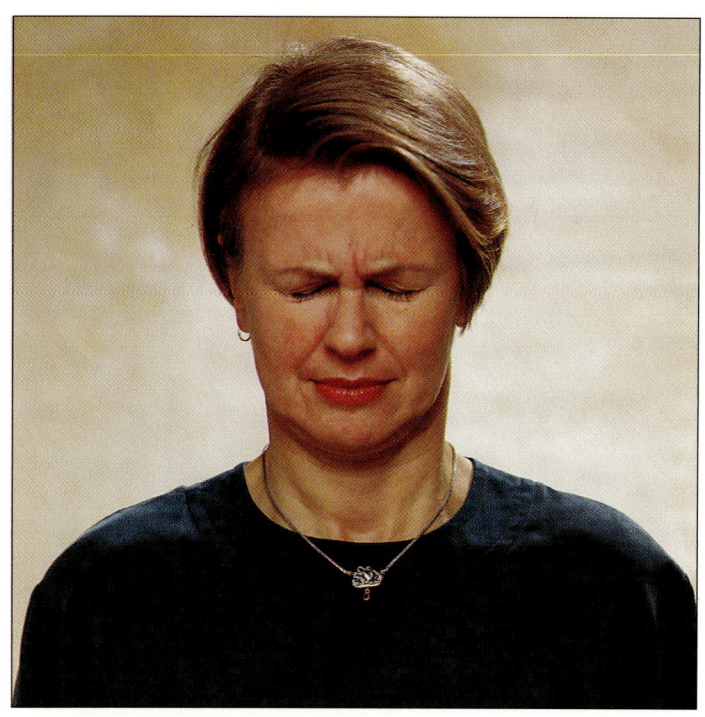

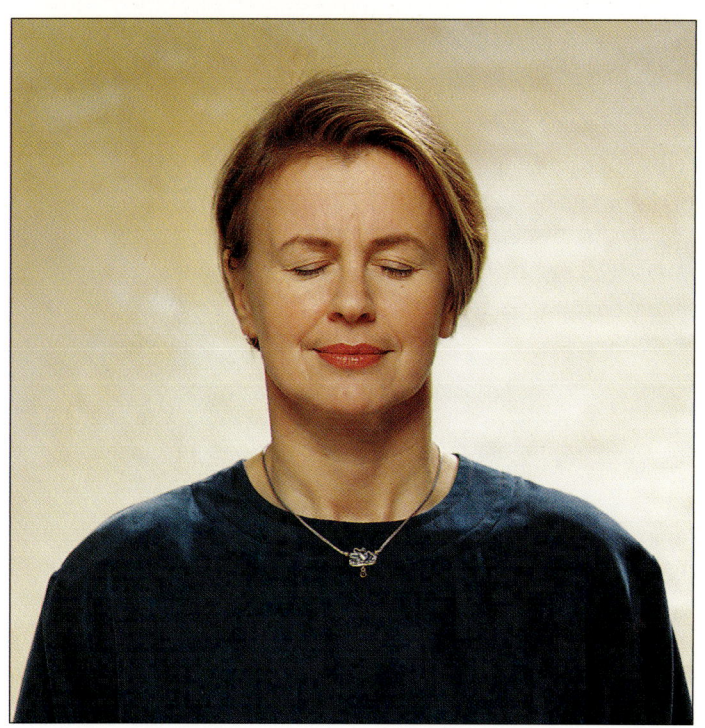

Qigong-Übungen

Wie schon anfangs beschrieben, gibt es ganz einfache Qigong-Übungen, die man für sich allein ausführen kann, und solche, die zu längeren Übungsreihen gehören. Zum besseren Überblick habe ich die Übungen in diesem Buch sortiert: zuerst kommen die Einzelübungen, danach die Übungsreihen.

Wenn Ihnen die Übungsanbietungen zu kompliziert erscheinen, um sie sich auf Anhieb merken zu können, sprechen Sie sich den Text am besten auf eine Kassette, oder lassen Sie ihn sich von einem Partner oder einer Partnerin vorlesen.

Qi heben und senken

Diese einfache Übung, die im Stehen ausgeführt wird, können Sie als Einleitung oder Abschluß jeder Qigong-Übungsreihe nutzen. Sie läßt sich aber auch unabhängig von anderen Übungen zur Atemregulation einsetzen:

Nehmen Sie die Grundhaltung im Stehen ein. Lockern Sie alle Gelenke, und leiten Sie das Bewußtsein in Ihre Körpermitte, in das Dantian. Lassen Sie ein Lächeln entstehen, und stellen Sie sich vor, wie dieses Lächeln sich im ganzen Körper ausbreitet.

Leiten Sie Ihr Bewußtsein jetzt in die Hände, und drehen Sie sie ganz langsam, als wollten Sie damit vorsichtig eine kostbare Flüssigkeit schöpfen.

Stellen Sie sich jetzt vor, daß Sie einen Qi-Ball etwa in der Größe eines Wasserballs in beiden Händen halten, den Sie langsam bis ungefähr in Augenhöhe heben. Je höher Sie den Ball heben, desto leichter wird er.

Jetzt umfassen Sie diesen Ball so, daß Ihre Handflächen kurz beide zur Stirn zeigen und dann rund und locker auf dem Ball ruhen.

Senken Sie den Ball ganz langsam vor Ihrem Körper ab. Stellen Sie sich dabei vor, daß das Qi in Ihrem Körper abwärts fließt.

Mit einiger Übung können Sie diesen Bewegungsablauf mit Ihrem Atemfluß koordinieren. Beim Einatmen heben Sie den Ball, beim Ausatmen senken Sie ihn.

Wiederholen Sie die Übung drei- bis 15mal. Als Einleitung einer Qigong-Reihe genügen ein- bis dreimal. Abschließend legen Sie die Hände übereinander auf den Unterbauch, das Dantian, und lassen für ein bis drei Minuten Ihre ganze Aufmerksamkeit in Ihrer Körpermitte verweilen. Spüren Sie, wie Sie zur Ruhe finden. Stellen Sie sich vor, daß Sie dabei Dantian schließen, um alles Qi dort zu bewahren.

Wirkung und Nutzen

Diese Übung reguliert die Atmung und beruhigt den Herzschlag. Sie bereitet Ihren Geist auf kommende Übungen vor, aber auch auf den Alltag.

Alltagstip

Wenn Sie tagsüber in Unruhe geraten oder einfach außer Atem sind oder wenn Sie nachts mit Herzklopfen erwachen, versuchen Sie, sich mit dieser Übung zu helfen.

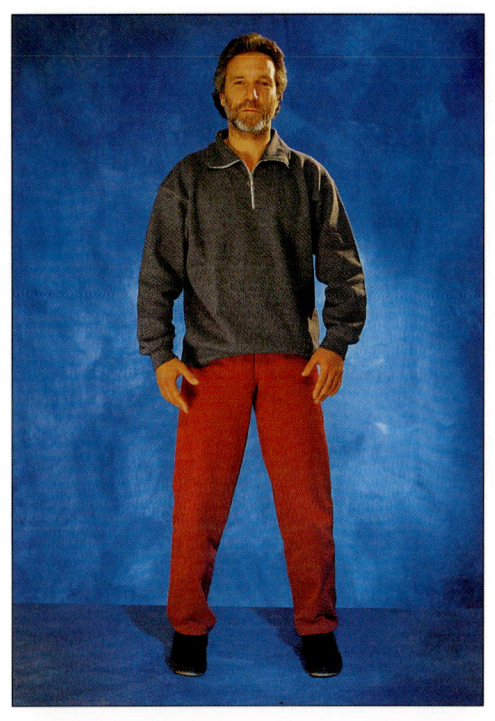
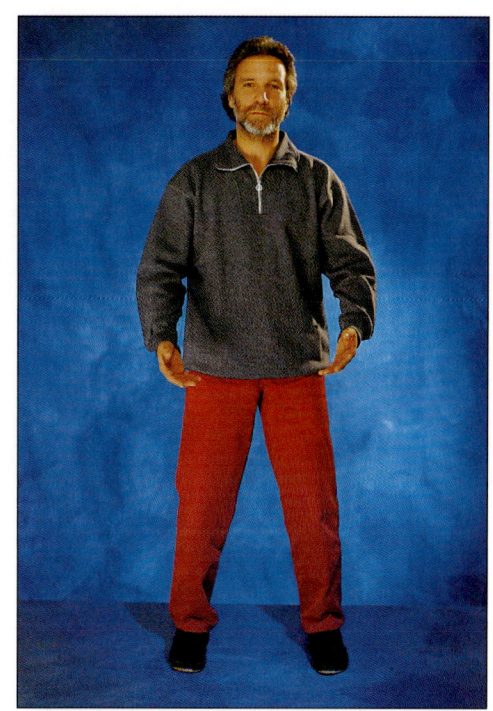
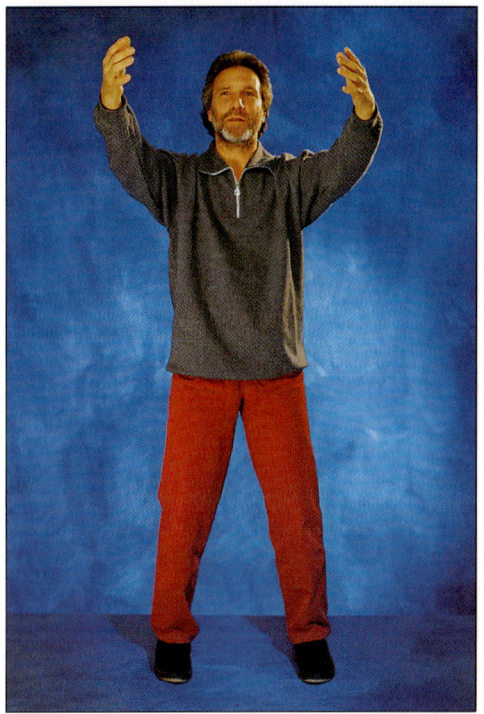
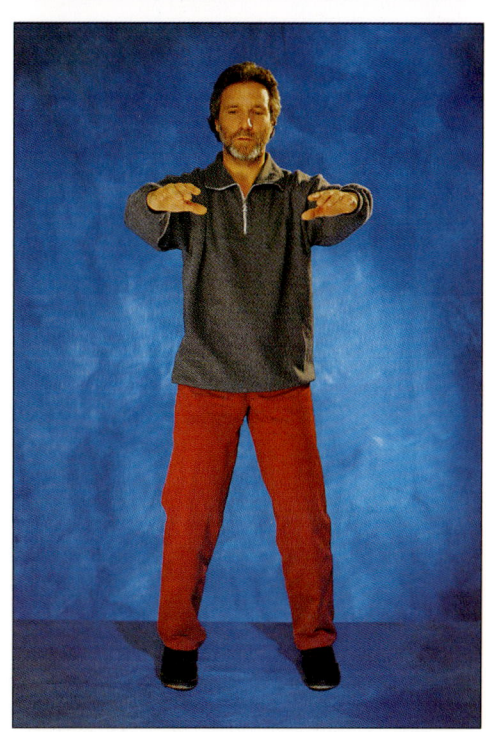

Die Sonne im Meer versenken

Diese Übung ist eine einfache Variation der vorgenannten Atemregulationsübung. Sie ist besonders für Menschen gedacht, die zu Bluthochdruck neigen. Wenn Sie Bluthochdruckpatient sind und Medikamente einnehmen, dürfen Sie diese Übung allerdings nicht als Ersatz betrachten. Sie ist lediglich eine aktive Begleitmaßnahme Ihrer Behandlung.

Bei dieser Übung spielt das Bewußtsein eine hervorgehobene Rolle. Den Atem sollten Sie natürlich kommen und gehen lassen, es wird sich ganz von allein ein verstärktes Ausatmen bei der Abwärtsbewegung der Hände einstellen:

Suchen Sie sich einen ruhigen Platz, an dem Sie sich wohl fühlen. Wenn Sie in Ihrer Wohnung sind, öffnen Sie ein Fenster, oder lüften Sie vor dem Üben gut durch. Nehmen Sie die Grundhaltung im Stehen ein, und richten Sie Ihre Aufmerksamkeit vor allem in die Fußsohlen. Stellen Sie sich dann vor, Sie stehen auf einem festen und sicheren Platz am Meer oder an einem See. Die Sonne steht hoch am Himmel.

Drehen Sie langsam und bewußt Ihre Hände, heben Sie die Arme vor dem Körper, locker und nicht zu langsam, bis etwa in Stirnhöhe, und umfassen Sie in Gedanken mit beiden Händen die Sonne.

Lassen Sie jetzt ganz langsam und mit voller Aufmerksamkeit, aber ohne Anstrengung, die Arme wieder sinken, und stellen Sie sich dabei vor, daß das Gewicht Ihrer Hände die Sonne nach unten drückt.

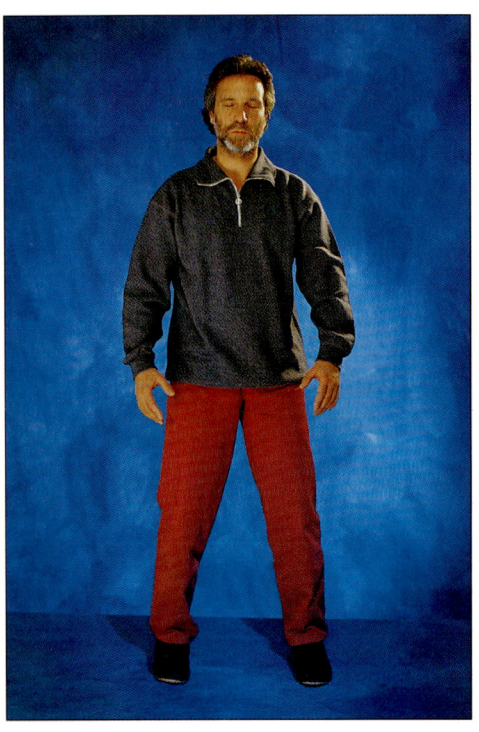 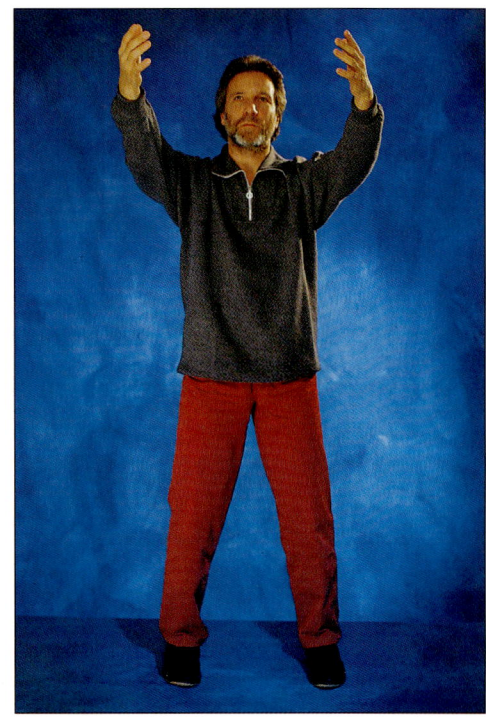

Schultern und Nacken sind dabei ganz locker, und der Blick folgt der Bewegung der Hände. Wenn die Sonne völlig hinter dem Horizont verschwunden ist, lassen Sie die Arme ganz sinken und stellen sich vor, Sie schauen auf das kühle blaue Wasser. Sie spüren den Boden unter den Füßen, und Ihre Augen bleiben nach unten gerichtet auf das gedachte Wasser. Bleiben Sie stehen, solange Sie sich wohl fühlen, und wiederholen Sie die Übung drei- bis neunmal.

Abschließend legen Sie die Hände auf den Unterbauch, lächeln sich selbst liebevoll zu und bleiben noch ein bis drei Minuten, wenn Sie möchten, auch länger, stehen und genießen die Ruhe.

Wirkung und Nutzen

Bei dieser Übung werden alle abwärts gerichteten Bewegungen betont, wodurch sich eine feste Verbindung zur Erde einstellt. Der nach unten gerichtete Blick und die Vorstellung von kühl, blau und Wasser helfen, den Qi-Fluß nach unten zu leiten, zu beruhigen und dadurch den Blutdruck zu senken.

Alltagstip

Neigen Sie zu einem zu hohen Blutdruck, dann leiten Sie Ihre Konzentration tagsüber möglichst oft in Ihre Fußsohlen. Versuchen Sie, beim Gehen bei jedem Schritt den Boden unter den Füßen zu spüren. Betonen Sie bei allen Qigong-Übungen die Abwärtsbewegungen und das Ausatmen.

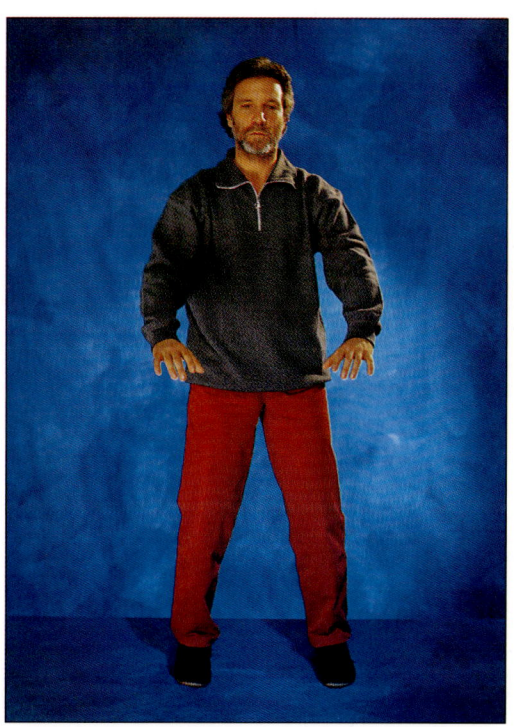

Der Sonne zum Aufgang verhelfen

Auch diese Übung ist eine Variation der Atemregulationsübung, doch ist sie vor allem für Menschen gedacht, die zu einem zu niedrigen Blutdruck neigen oder die ab und zu unter depressiven Verstimmungen leiden:
Nehmen Sie die Grundhaltung im Stehen ein. Stellen Sie sich vor, Sie stehen an einem schönen, sicheren Platz am Meer oder an einem See.
Drehen Sie die Hände ganz bewußt und langsam, und stellen Sie sich vor, Sie greifen in das gar nicht kalte Wasser, umfassen mit beiden Händen die Sonne und heben sie mit locker gestreckten Armen vor Ihrem Körper nach oben bis ans Firmament, etwa in Stirnhöhe. Der Blick folgt den Händen. Schauen Sie jetzt nach oben zur Sonne, und lassen Sie die Arme, nicht zu langsam, wieder nach unten sinken. Stellen Sie sich vor, wie die Wärme der Sonne Sie bis ins Innerste durchdringt. Freuen Sie sich über die Wärme und die Helligkeit. Bleiben Sie noch einige Zeit stehen, und wiederholen Sie die Übung drei-, sechs- oder neunmal.

Wirkung und Nutzen
Bei dieser Übung wird mit Hilfe der Bewegung und der Gedanken Qi nach oben geleitet. Dadurch wird das Gehirn wieder mit ausreichend Sauerstoff versorgt, die Stimmung wird buchstäblich gehoben. Der Blutdruck steigt, und der gesamte Kreislauf kommt in Schwung.

Alltagstip
Wenn Sie ab und zu unter den Folgen eines zu niedrigen Blutdrucks leiden, wenn Sie trotz ausreichendem Schlaf müde sind, leicht frösteln, keinen Auftrieb für einen Spaziergang haben, dann versuchen Sie es einmal mit dieser Übung. Bei depressiven Verstimmungen bringen oftmals schon das bewußte Aufrichten in die Grundhaltung und der nach oben gerichtete Blick spürbare Erleichterung.

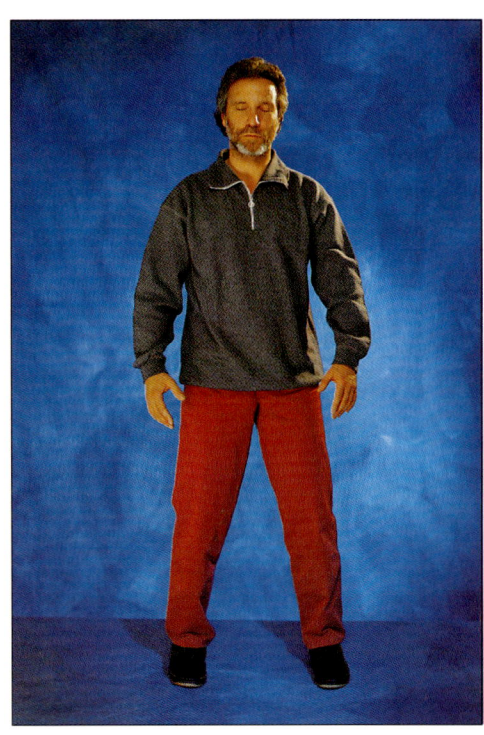

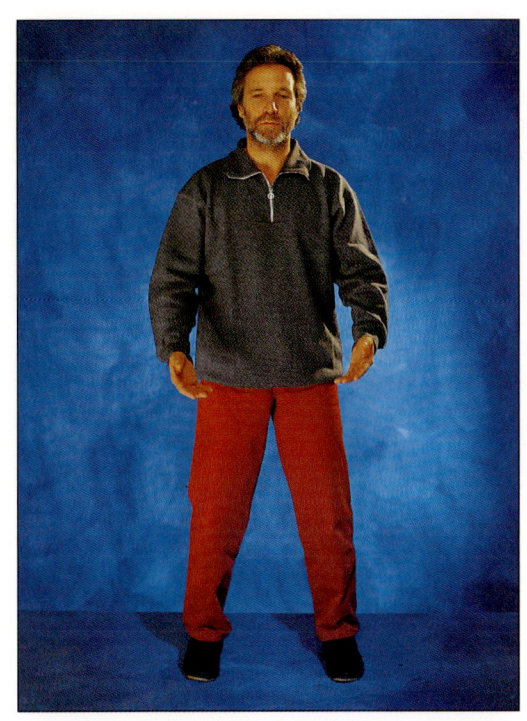

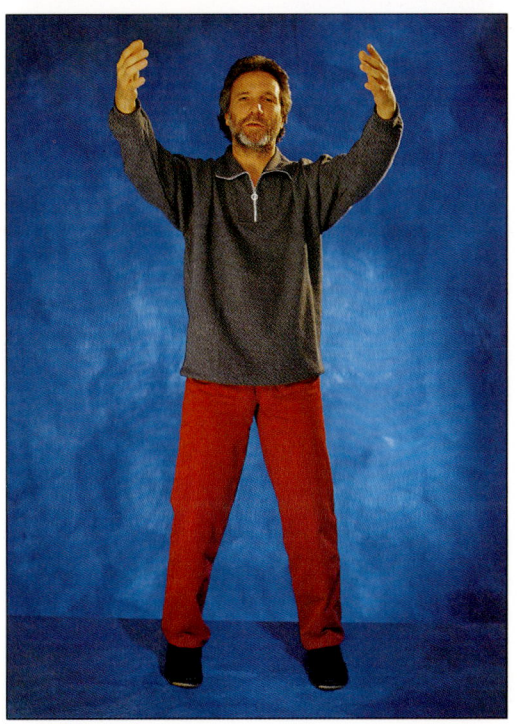

Durch die Finger atmen

Sie können diese Übung im Stehen oder Sitzen mit Bewegung, Atmung und Bewußtsein ausführen oder auch ohne Bewegung nur mit Hilfe des Bewußtseins und der Atmung:

Wählen Sie eine Grundhaltung im Stehen oder Sitzen, und legen Sie zur Einstimmung für ein paar Minuten die Hände übereinander auf den Unterbauch. Finden Sie zur Ruhe.

Lösen Sie die Hände jetzt voneinander, so daß sich die Fingerspitzen beider Hände gegenüber liegen. Gehen Sie mit Ihrer ganzen Aufmerksamkeit zunächst in beide Daumen, und stellen Sie eine gedankliche Verbindung her.

Ziehen Sie nun beim Einatmen die Hände in einem Bogen langsam auseinander und nach oben, bis etwa in Stirnhöhe. Stellen Sie sich vor, daß Sie durch die Daumen einatmen. Die gedankliche Verbindung soll nicht abreißen.

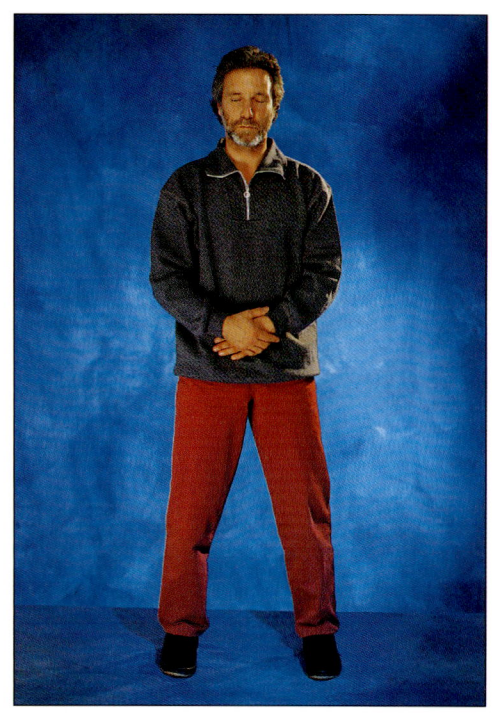

Beim Ausatmen senken Sie die Hände langsam wieder nach unten ab bis vor den Unterbauch und atmen in Gedanken durch die Daumen weiter aus. Denken Sie nun in beide Zeigefinger, und atmen Sie durch die Zeigefinger in der beschriebenen Weise ein, beim Ausatmen senken Sie die Hände und atmen durch Daumen und Zeigefinger aus.

So verfahren Sie weiter mit Mittel-, Ring- und Kleinfinger. Jeweils durch das neue Fingerpaar einatmen und durch alle schon einbezogenen Finger einschließlich der Daumen wieder ausatmen.

Zum Abschluß atmen Sie mit oben beschriebener Bewegung noch ein- bis dreimal durch die Handinnenflächen ein und wieder aus. Legen Sie anschließend die Hände übereinander auf den Unterbauch, und spüren Sie der Wirkung der Übung nach.

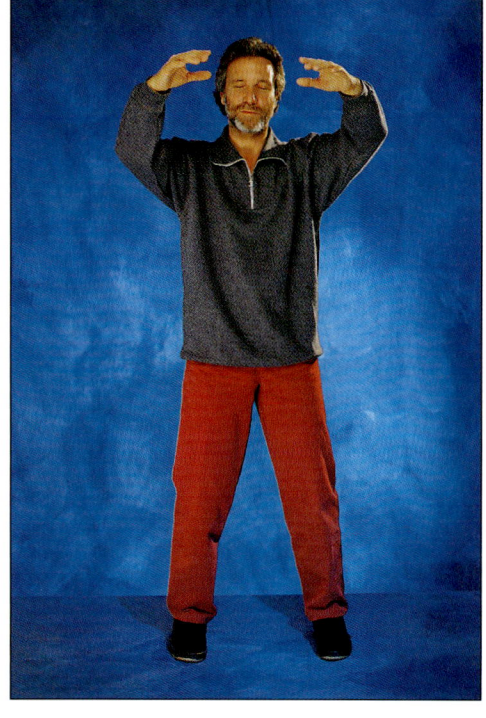

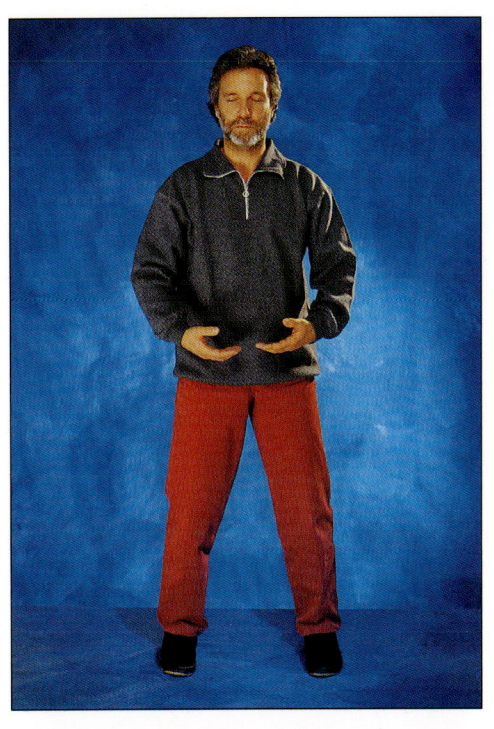

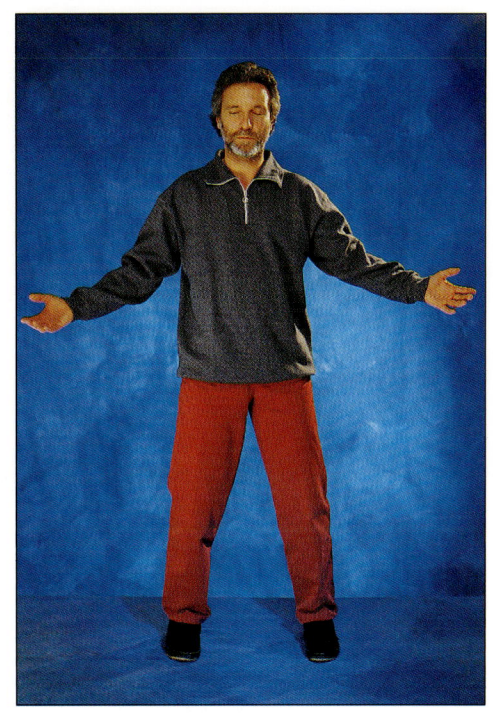

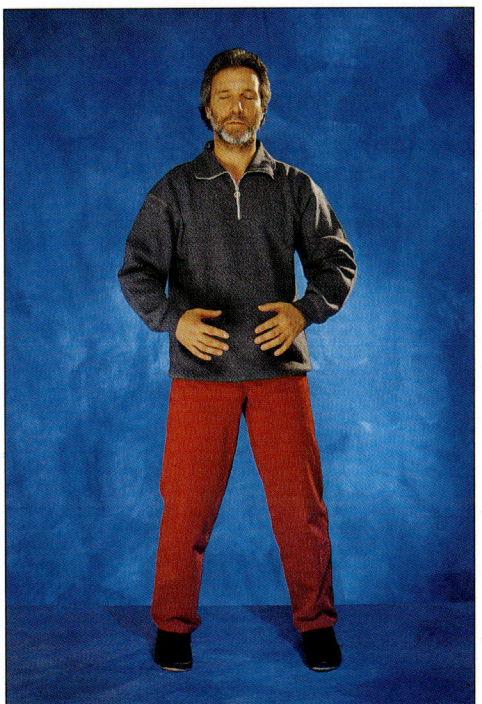

Wirkung und Nutzen

Bei dieser Übung werden alle Energieleitbahnen der Arme gereinigt sowie
Atmung und Herz beruhigt. Die Übung
wirkt lindernd bei Beschwerden in allen
Gelenken der Arme und Hände und
entspannend nach anstrengender geistiger und körperlicher Arbeit.

Alltagstip

Wenn Sie sich beim Autofahren leicht
verkrampfen, legen Sie vor dem Start die
Hände locker auf das Lenkrad, und führen Sie die Übung in Gedanken durch.
Eine große Hilfe ist diese Übung auch
für Menschen, die am Abend nicht ab-
schalten können und deshalb Schlafstörungen haben. Üben Sie das Finger-
atmen in Gedanken jeden Abend im
Liegen im Bett. Sie werden besser einschlafen, und die Schlafqualität verbessert sich. Hilft bei kalten Händen.

Qi pflücken

Bei dieser Übung lernen Sie, Qi zu pflük-
ken, wie sonst Früchte oder Blumen. Sie
pflücken das Qi der Erde und des Himmels und vereinen es mit dem Qi des
Menschen. Üben Sie vorzugsweise am
Morgen, wobei Sie das Gesicht der auf-
gehenden Sonne zuwenden, oder am
Abend bei Sonnenuntergang.
Suchen Sie sich einen ruhigen Platz,
nehmen Sie die Grundhaltung im Stehen
ein, und legen Sie die Hände auf den
Unterbauch. Lassen Sie die Ruhe und
das Innere Lächeln in sich wachsen. Lassen Sie die Arme sinken, drehen Sie die
Handflächen nach oben, und heben Sie
die Arme beim Einatmen locker vor dem
Körper nach oben bis in Stirnhöhe. Drehen Sie die Handflächen nach unten,
und senken Sie die Arme beim Ausatmen wieder ab, bis die Handflächen
parallel zur Erde stehen, die Handgelenke sind leicht angewinkelt.
Nehmen Sie Kontakt mit dem Qi der
Erde auf. Machen Sie sich bewußt, was
für gewaltige Kräfte ständig von der
Erde her auf uns wirken und daß unsere
Nahrung zum größten Teil in der Erde
wächst.
Pflücken Sie jetzt das Qi der Erde, indem
Sie die Hände beim Einatmen in Richtung Dantian ziehen und beim Ausatmen wieder zurückgleiten lassen.
Drei-, sechs- oder neunmal wiederholen.
Lassen Sie die Arme seitlich sinken, und
stellen Sie sich vor, daß alles Verbrauchte
über die Fingerspitzen abfließt.

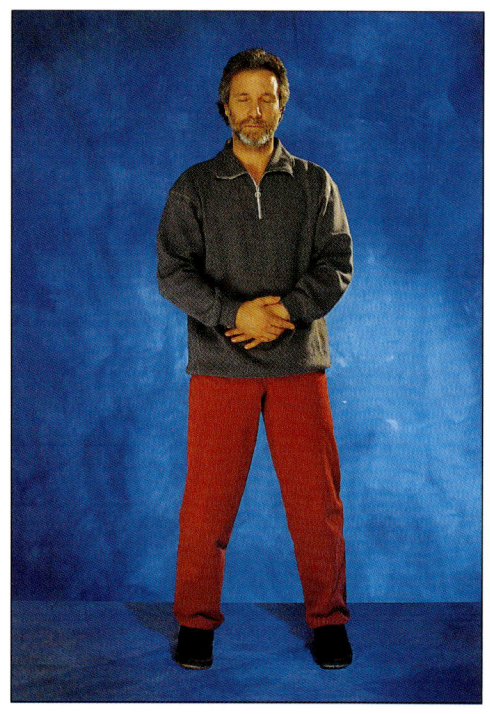

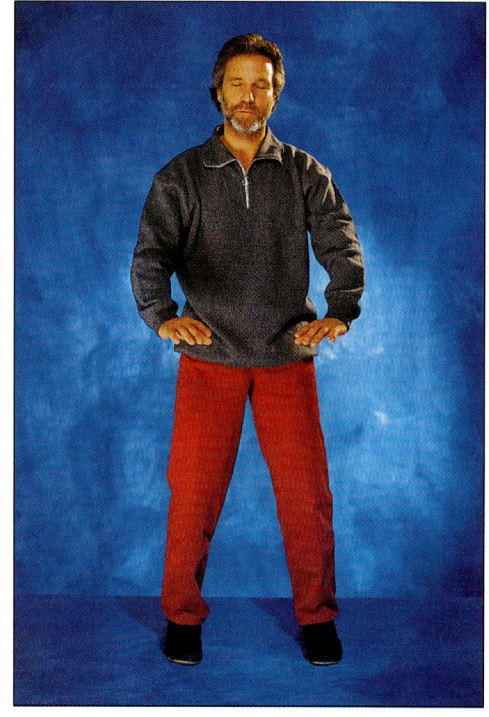

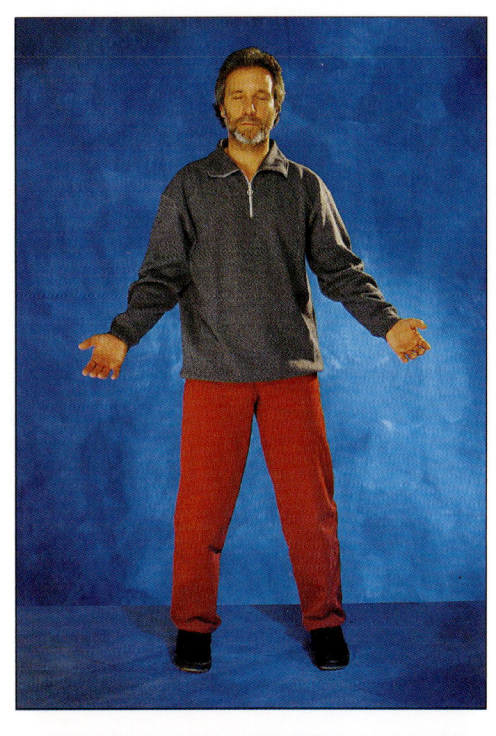
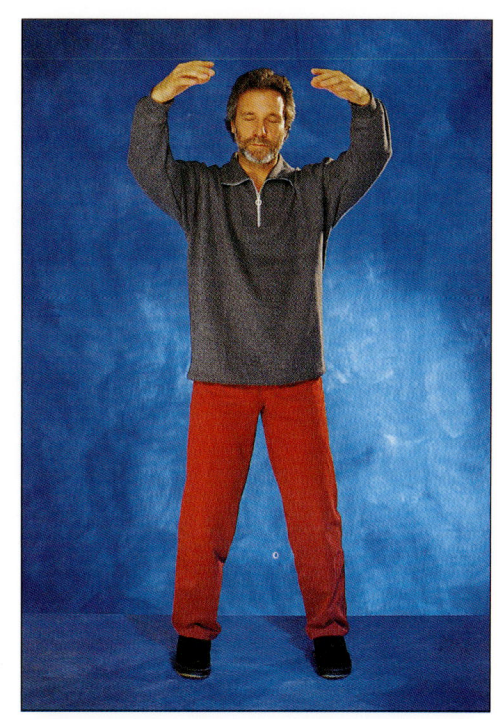
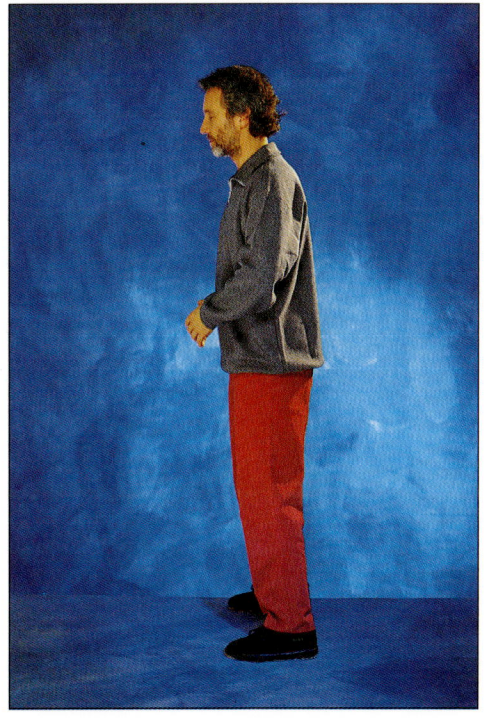
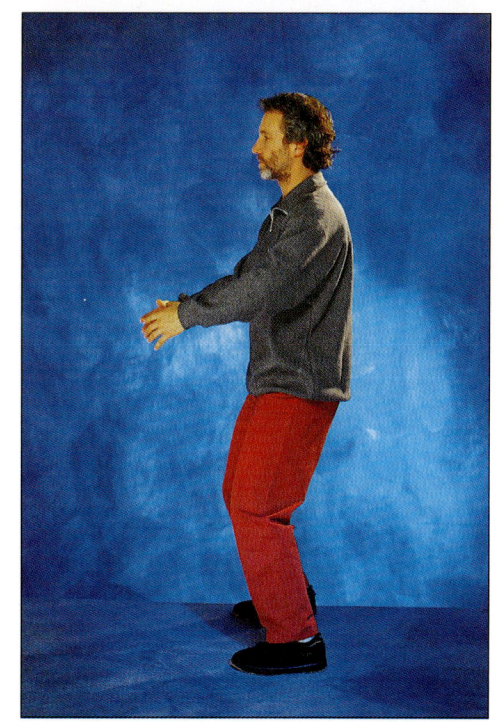

Danach drehen Sie die Hände seitlich vom Körper nach außen und heben die Arme mit nach oben gerichteten Handflächen bis etwa in Schulterhöhe. Die Handflächen zeigen zum Himmel. Lockern Sie Schultern und Ellbogen.

Nehmen Sie Kontakt mit dem Qi des Himmels auf. Machen Sie sich bewußt, welche Kräfte ständig vom Himmel auf uns wirken und daß wir mit jedem Atemzug Qi des Himmels aufnehmen.

Beim Einatmen pflücken Sie nun das Qi des Himmels, indem Sie die in Schulterhöhe gehaltenen Arme in großem Bogen nach vorn führen und soweit vor der Stirn zusammenbringen, als hielten Sie einen Ball oder eine große Lotusblüte in beiden Händen. Beim Ausatmen lassen Sie die Arme wieder zur Seite zurückgleiten. Wiederholen Sie drei-, sechs- oder neunmal.

Richten Sie dann die Handinnenflächen zur Stirn, so daß die Arme einen großen Kreis bilden, als würden Sie einen großen Baum umarmen. Senken Sie die Arme in dieser Stellung langsam ab, bis die Hände vor dem Dantian stehen.

Jetzt vereinen Sie das Qi der Erde und des Himmels mit dem Qi des Menschen. Ziehen Sie beim Einatmen die Handflächen an das Dantian heran, als wollten Sie die ganze Fülle des Lebens hineingeben. Beim Ausatmen lassen Sie die Hände wieder zurückgleiten. Wiederholen Sie die Bewegung drei-, sechs- oder neunmal, und legen Sie zum Abschluß die Hände wieder zurück auf das Dantian. Spüren Sie die Kraft des Lebens in Ihrer eigenen Mitte, und bleiben Sie, solange Sie mögen, ruhig und lächelnd in diesem ausgeglichenen Zustand zwischen Himmel und Erde.

Wirkung und Nutzen

Diese Übung hat eine sehr stark ausgleichende und harmonisierende Wirkung auf den ganzen Menschen. Die Lebenskraft wird gestärkt und das Bewußtsein für die Verbundenheit mit der ganzen Welt geweckt.

Alltagstip

Denken Sie im Alltag immer mal wieder an die Kräfte, die von Himmel und Erde auf uns wirken. Je bewußter Sie damit leben, um so weniger sind Sie ihnen ausgeliefert, und um so mehr können Sie diese Kräfte für sich nutzen.

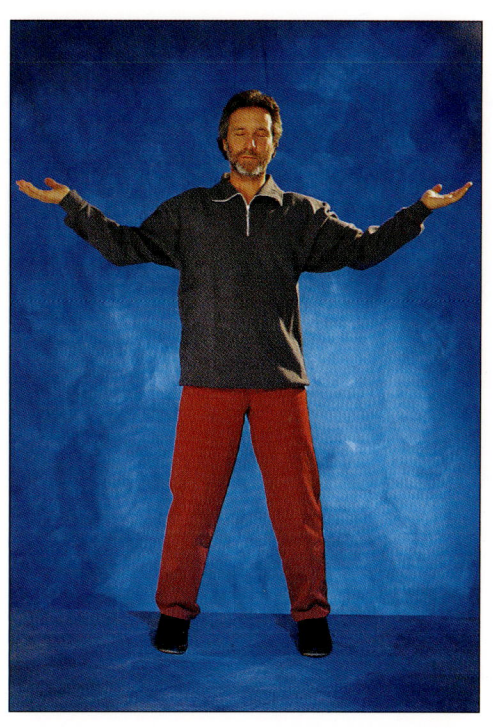
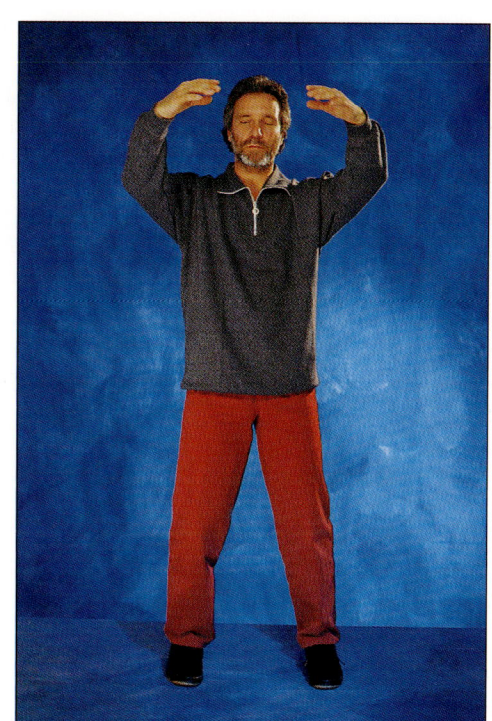
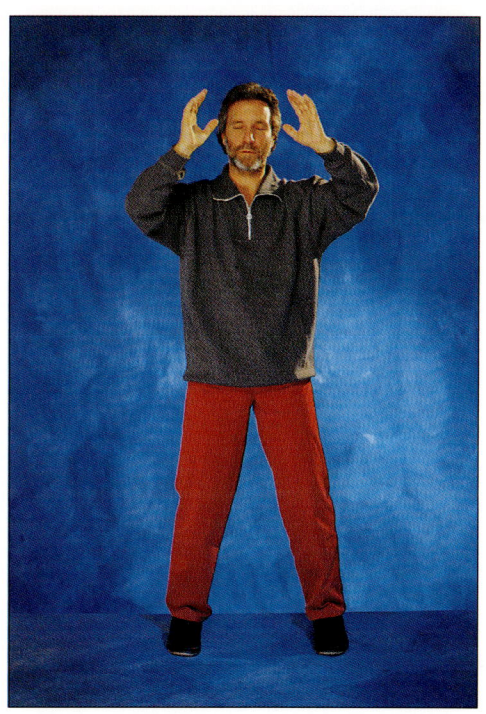
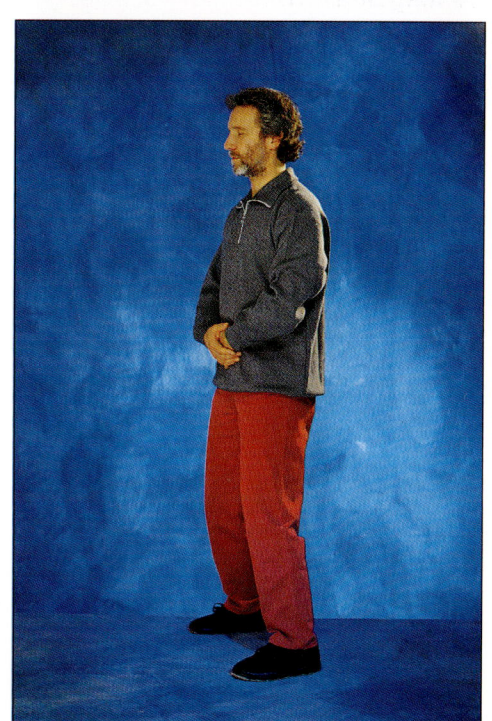

Das Herz oder die Lotusblüte öffnen

Diese Übung können Sie in der Grundhaltung im Stehen oder im Sitzen durchführen:
Nehmen Sie die von Ihnen gewählte
Grundhaltung ein, legen Sie die Hände
übereinander auf das Dantian, und finden Sie lächelnd Ruhe in Ihrer eigenen
Mitte.
Lösen Sie die Hände, und ziehen Sie sie
langsam seitlich auseinander, lassen Sie
aber die gedankliche Verbindung
zwischen den Fingern nicht abreißen.
Atmen Sie dabei aus. Drehen Sie die
Handflächen in der Atempause nach
oben, als wollten Sie damit eine kost-
bare Flüssigkeit schöpfen.
Heben Sie die Arme seitlich nach oben
bis über den Kopf, als wollten Sie dort
einen Krug ergreifen. Die Fingerspitzen
zeigen nach oben. Atmen Sie dabei ein.
Ziehen Sie nun den »Krug« vor Ihrem
Gesicht abwärts bis vor die Brustmitte,
als würden Sie alle Lebensfreude in Ihr
Herz ziehen, die Ellbogen bleiben oben.
Atmen Sie dabei aus.
Stellen Sie sich jetzt vor, Sie hätten die
Knospe einer Lotusblüte zwischen Ihren
Händen in Herzhöhe. Atmen Sie einige
Male ruhig ein und aus, und drehen Sie
dann die Handinnenflächen langsam
nach vorne, mit der Vorstellung, die Lo-
tusblüte öffnet sich, und Ihr Herz öffnet
sich für das Leben.

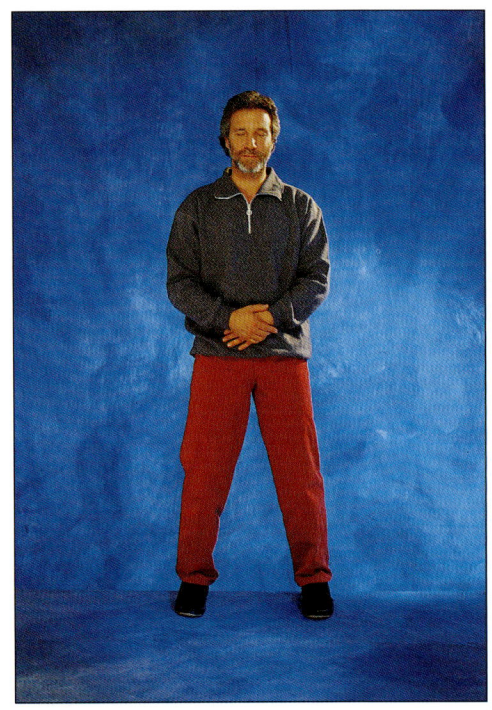

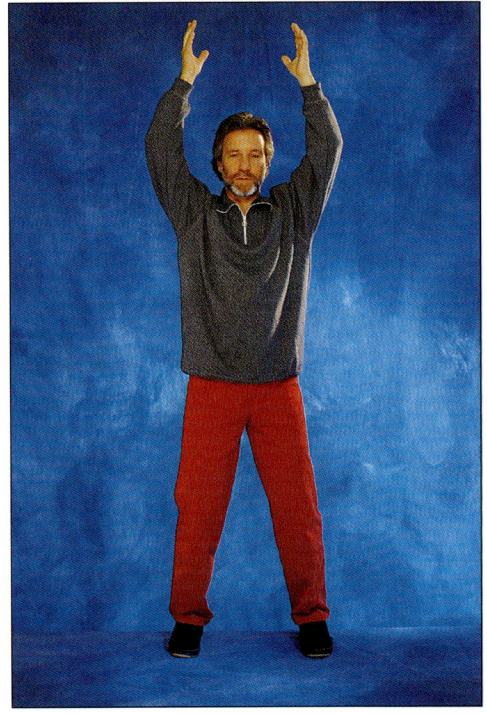

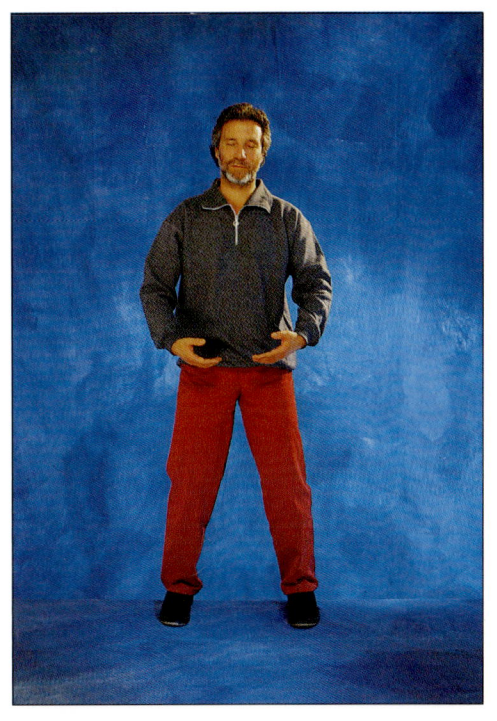

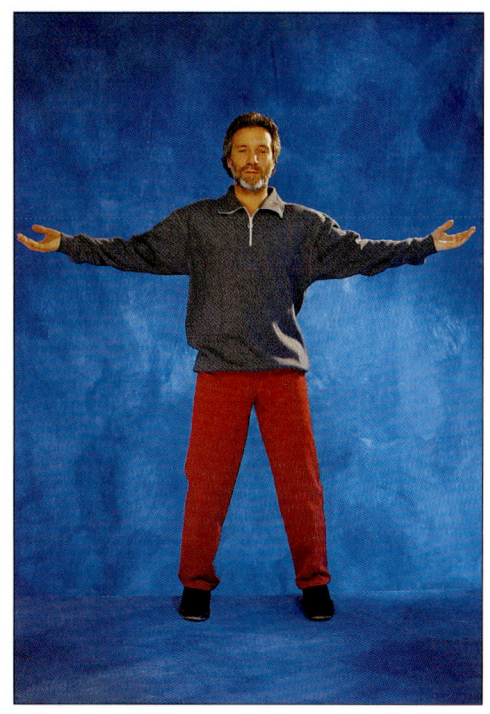

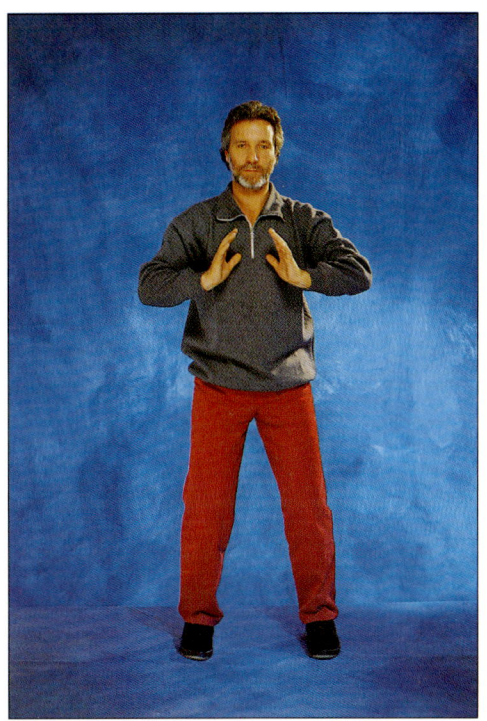

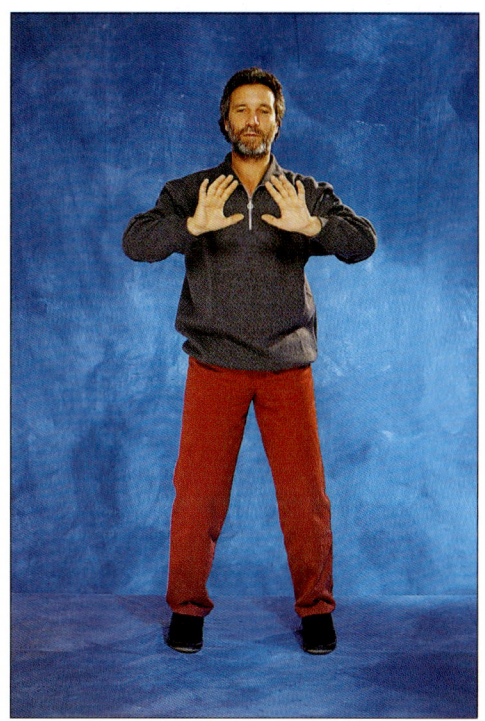

Ziehen Sie die Arme mit nach vorne gerichteten Handflächen zur Seite, schließen Sie die Augen, und stellen Sie sich vor, daß Ihre Arme lang und immer länger werden, bis sie zum Horizont oder zur »Himmlischen Grenze« reichen. Die Finger zeigen jetzt auch zur Seite, die Handflächen nach unten, und der Atem kommt und geht in Ihrem eigenen Rhythmus.

Öffnen Sie die Augen, und machen Sie erneut seitlich eine schöpfende Bewegung mit den Händen, so daß nun die Handflächen nach oben zeigen. Wiederholen Sie die Übung drei-, sechs- oder neunmal, und schließen Sie die Übung ab, indem Sie beim letztenmal die »Lotusblüte« nicht mehr öffnen, sondern die Handflächen schließen, dreimal ein- und ausatmen und die Hände dann langsam absenken und übereinander auf Dantian legen. Bleiben Sie noch eine Zeit sitzen oder stehen, und spüren Sie der Wirkung der Übung nach.

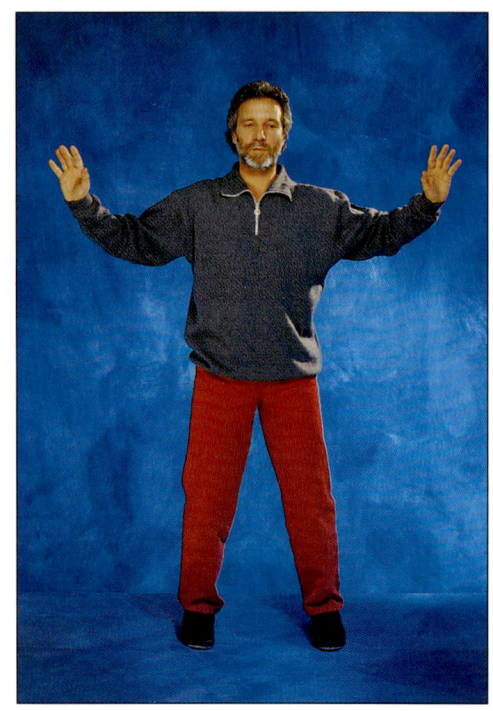

Wirkung und Nutzen
Diese Übung hat eine sehr beruhigende und beglückende Wirkung auf den ganzen Menschen. Sie dehnt die Brust und vertieft die Atmung.

Alltagstip
Wenn Sie in Ihrem Alltag einmal verzagt oder in trauriger Stimmung sind, können Sie mit dieser Übung Ihr Herz wieder für alles Schöne und Beglückende im Leben öffnen. Sie können die Übung dabei auch nur in Gedanken vollziehen.

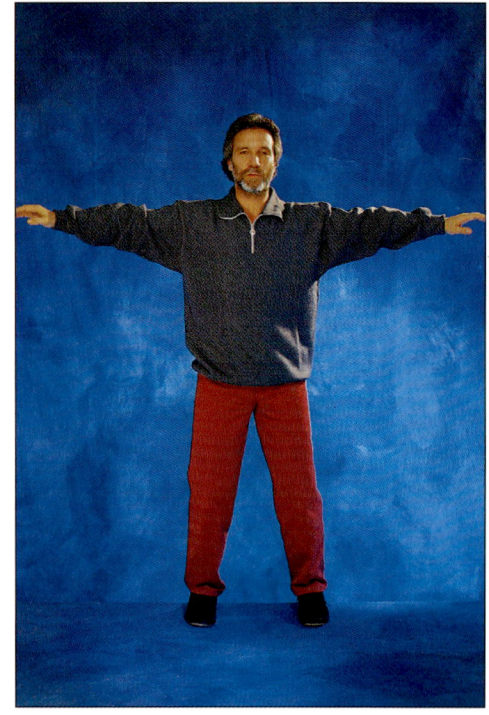

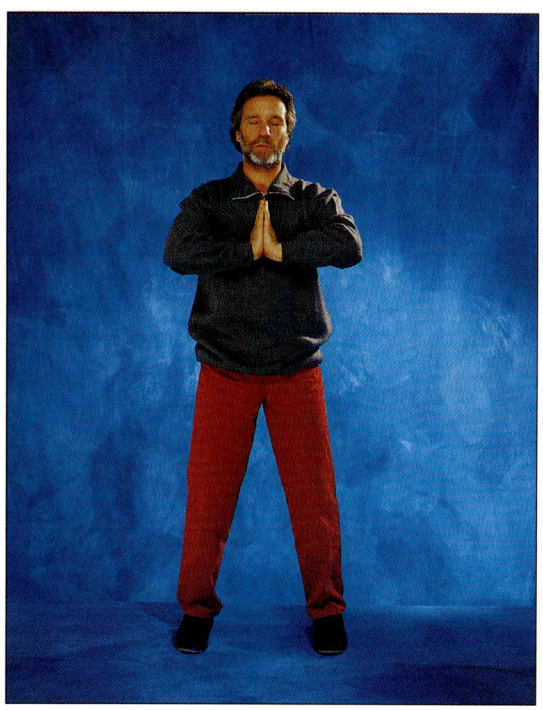

Die acht Brokatübungen oder die acht Schätze

Diese Übungsreihe gehört zu den traditionellen Qigong-Übungen und wird in China seit Hunderten von Jahren in dieser oder ähnlicher Form ausgeführt. Wie der Name schon vermuten läßt, erachtet man die Übungsreihe als wertvoll wie einen Schatz oder einen achtfach gewirkten Brokatmantel.

Wer sich die Reihe der Übungen aneignet und sie täglich durchführt, kann sich psychisch und physisch bestens trainieren. Wer die Übungen macht, hat eine gute Chance, gesund zu bleiben, oder hilft aktiv mit, wieder gesund zu werden. Menschen mit chronischen Wirbelsäulenkrankheiten werden selbst bei ganz vorsichtigem Üben bald eine Linderung der Schmerzen und wieder größere Beweglichkeit erleben. Wer zu depressiven Verstimmungen neigt, wer oft Angst oder Unruhe verspürt, wird bei regelmäßigem Üben morgens und abends sehr bald eine Aufhellung der Stimmung bemerken und mehr Ruhe und Gelassenheit im Alltag gewinnen. Die allgemeine Lebensqualität verbessert sich.

Man kann aber auch je nach persönlichem Bedarf, etwa bei bestimmten Beschwerden, einzelne Schätze aus der Übungsreihe entnehmen und für sich üben.

Die Übungen reinigen die Meridiane und leiten das Qi im großen und kleinen Kreislauf. Sie dehnen alle Bänder und Sehnen, aktivieren Blut- und Lymphfluß und die Muskulatur. Sie massieren die inneren Organe und beruhigen den Atemrhythmus sowie den Herzschlag. Sie erfrischen den Geist und erfreuen die Seele.

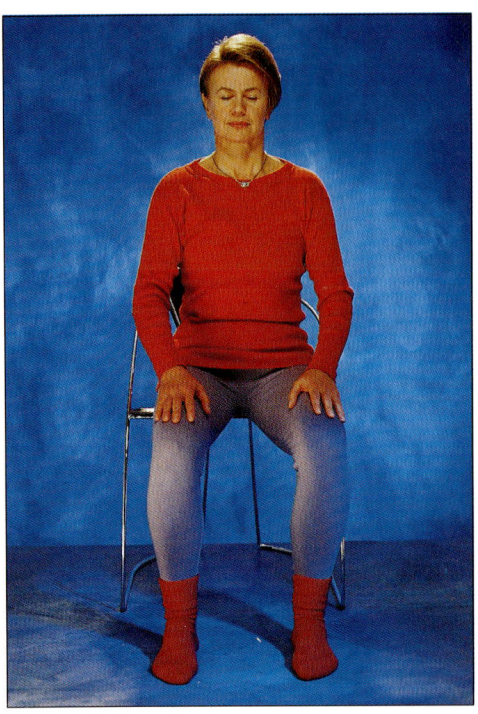

1. Übung: In die Ruhe eintreten

Die erste der acht Brokatübungen wird in Ruhe ausgeführt. Durch sie fließt das Qi mit Hilfe der Bewußtseinslenkung zu bestimmten Akupressurpunkten (siehe Seite 84 ff.).

Mit Hilfe dieser Übung kann man sich gleichsam einen Mantel aus Ruhe umlegen:

Setzen Sie sich in der Grundhaltung auf einen Stuhl oder Hocker, bringen Sie sich mit einem tiefen Atemzug in eine aufrechte und entspannte Position, legen Sie die Hände locker auf die Oberschenkel, und richten Sie die Aufmerksamkeit ganz nach innen. Stellen Sie sich vor, daß Sie alle Kraft, die Sie zum Leben brauchen, in sich tragen und daß Sie diese Kraft jederzeit aktivieren können. Lassen Sie in Ihrem Inneren ein Lächeln entstehen, und stellen Sie sich vor, daß

dieses Lächeln sich im ganzen Körper ausbreitet.

Jetzt lenken Sie Ihre Aufmerksamkeit auf den Punkt Baihui, den höchsten Punkt des Kopfes, und stellen Sie sich vor, daß von dort aus die Ruhe über beide Seiten Ihres Kopfes strömt, über die Ohren, den Hals und die Schultern, über die Ober- und die Unterarme, die Handrücken, bis in die Mittelfingerspitzen. Verweilen Sie mit Ihren Gedanken für einen Moment in den Spitzen der Mittelfinger.

Lenken Sie Ihre Aufmerksamkeit nun wieder auf den Punkt Baihui, und lassen Sie die Ruhe über das Gesicht strömen, über Hals und Brust zum Bauch weiter an der Vorderseite der Beine abwärts über die Fußrücken bis in beide Großzehen. Verweilen Sie für einen Moment mit Ihren Gedanken in den Großzehen. Kehren Sie erneut zum Punkt Baihui zurück, und lassen Sie die Ruhe nun von hier aus über den Hinterkopf strömen, über Nacken, Rücken und Gesäß weiter entlang der Rückseite der Beine über die Fersen, bis in die Fußsohlen.

Versuchen Sie jetzt, Ihre Aufmerksamkeit gleichzeitig in den Mittelfingerspitzen, in den Großzehen und in den Fußsohlen zu halten. Stellen Sie sich vor, daß die Ruhe Sie wie ein Mantel umhüllt. Bleiben Sie in diesem kraftvollen Mantel aus Ruhe, und schauen Sie aus der Ruhe heraus in Ihre Umgebung.

Wirkung und Nutzen

Bei dieser Übung wird das Bewußtsein über den ganzen Körper bis in die Spitzen der Extremitäten geleitet. Dadurch werden die Gedanken gesammelt und vom Alltagsgeschehen abgelenkt, es stellt sich ruhige Entspannung ein. Auch bei Angstgefühlen und/oder großer Nervosität ist diese Übung sehr wirkungsvoll.

Alltagstip

Wenn Sie einen schwierigen Tag vor sich haben oder wichtige Gespräche oder Verhandlungen führen müssen, dann nehmen Sie sich ein paar Minuten Zeit, um sich in den Ruhemantel zu hüllen. Sie werden Ihre Entscheidungen mit größerer Klarheit und Gelassenheit treffen. Sie können die Übung zu Hause, im Büro oder auch im parkenden Auto ausführen.

2. Übung: Kunlun, der Weltenberg

Die zweite der acht Brokatübungen ist nach einem hohen Gebirge in China benannt, dem Kunlungebirge: Legen Sie die Hände verschränkt auf den Hinterkopf, so daß die Ballen von Zeige-, Mittel- und Ringfinger auf den Hinterkopf zu liegen kommen; einatmen und dabei die Fingerballen gegen den Hinterkopf drücken, die Ellbogen gehen dabei nach hinten. Beim Ausatmen die entstandene Spannung wieder lösen; drei- bis 15mal wiederholen. Die Hände wieder auf die Oberschenkel legen und der Wirkung der Übung nachspüren.

Wirkung und Nutzen

Die Übung regt den Energiefluß im längsten Meridian des Körpers, dem Blasenmeridian, an. Sie wirkt sich günstig auf die Wirbelsäule aus, der Brustkorb wird geweitet, die Atmung erleichtert, der Energiefluß von oben nach unten angeregt. Bei Kopf- und Augenschmerzen bringt die Übung Erleichterung.

Alltagstip

Entspannen Sie sich mit dieser Übung, wenn Sie lange über eine Arbeit gebeugt waren.

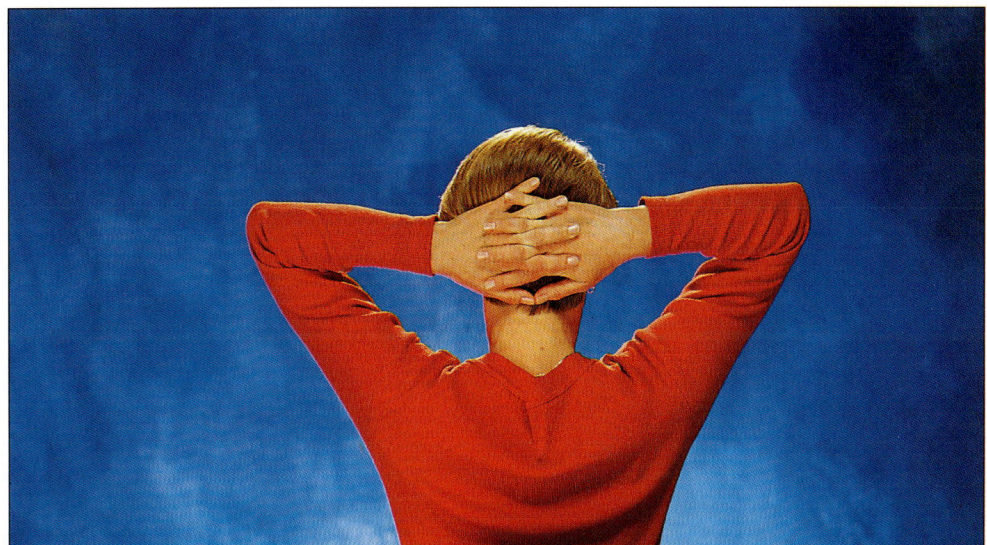

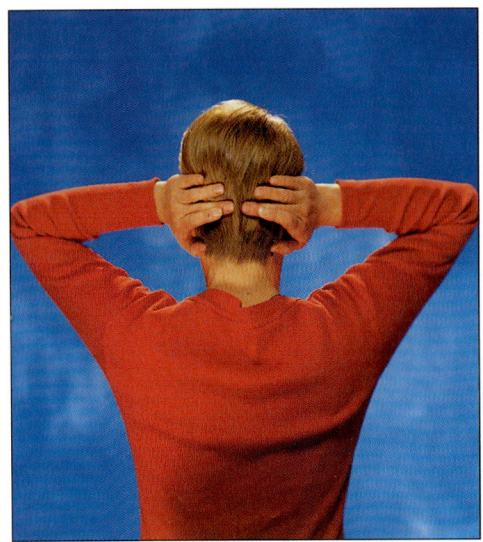 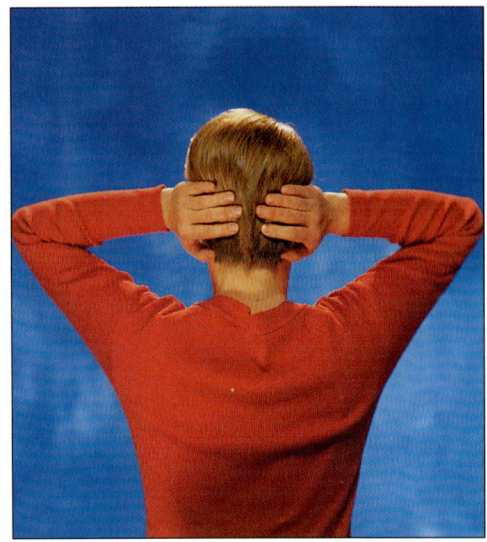

3. Übung: Auf das Jadekissen klopfen

Legen Sie die Handflächen so auf beide Ohren, daß die Fingerspitzen am Hinterkopf zusammenstoßen. Einatmen und die Zeigefinger auf die Mittelfinger legen. Dann die Zeigefinger auf den Hinterkopf, auf den Punkt Jadekissen schnappen lassen. Danach Ausatmen. Die Übung drei- bis 15mal wiederholen.

Wirkung und Nutzen
Diese Übung wird auch Ohrtrommel genannt. Durch die rhythmische Erschütterung werden die Hirnzellen angeregt und die Innenohrregion durchblutet. Bei Hörstörungen, Tinnitus (Ohrgeräuschen), Schwindelgefühlen und Augenerkrankungen.

Alltagstip
Wenn Sie an Tinnitus leiden, üben Sie die ersten drei Brokatübungen besonders oft, und leiten Sie Ihr Bewußtsein in den Punkt Yongchuan an den Fußsohlen.

4. Übung: Die fünf Kümmernisse und die sieben Betrübnisse hinter sich lassen

Nehmen Sie die Grundhaltung im Sitzen oder Stehen ein, und atmen Sie tief durch. Stellen Sie sich die Wirbelsäule als eine Spiralfeder vor, die sich beim Einatmen aufrichtet und die beim Ausatmen wieder in die Ausgangsstellung zurückgleitet. Nun drehen Sie beim Einatmen den Kopf so weit wie möglich nach links und achten darauf, daß Sie dabei die Halswirbelsäule weder nach oben noch nach unten abknicken. Das Kinn muß auf einer horizontalen Ebene einen Bogen beschreiben. Die Augen schauen noch weiter zurück, als die Kopfdrehung es vorgibt. Beim Ausatmen lassen Sie die Spannung los, der Kopf gleitet zurück in die Ausgangsstellung. Bewe-

gung gegengleich ausführen. Wiederholen Sie die Übung drei- bis 15mal.

Wirkung und Nutzen
Diese Übung bewirkt eine kräftige Massage der Wirbel und der Nackenmuskulatur. Sie hat einen günstigen Einfluß bei
allen degenerativen Halswirbelsäulen-
erkrankungen sowie bei Verspannungen
im Schulter- und Nackenbereich. Durch
die rhythmische, kräftige Bewegung der
Augenmuskeln wirkt sie stärkend bei
Augenermüdung und verschiedenen
Sehstörungen.

Alltagstip
Wenn Sie sich im Alltag niedergeschla-
gen oder verspannt fühlen, machen Sie
diese Übung. In Ihrer Vorstellung lassen
Sie Kummer und Sorgen hinter sich.

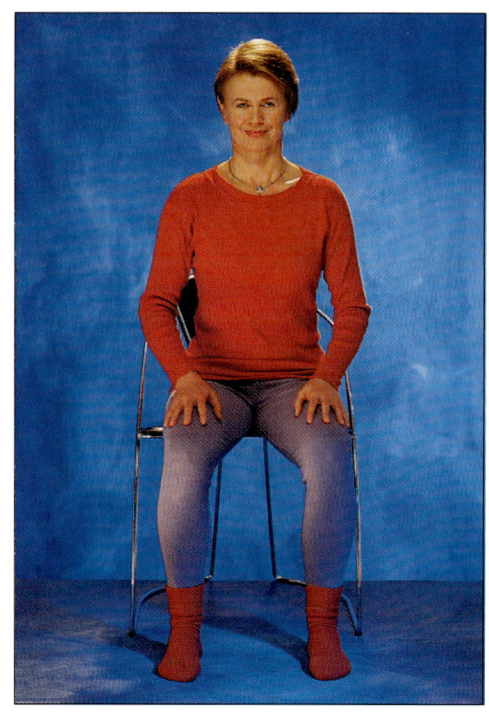

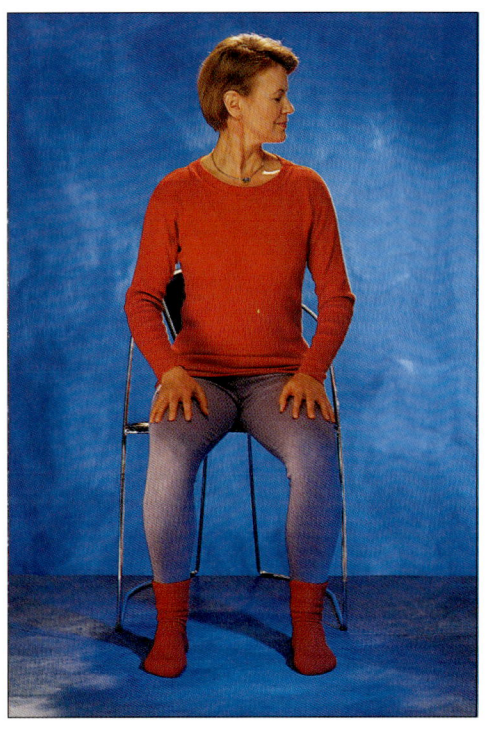

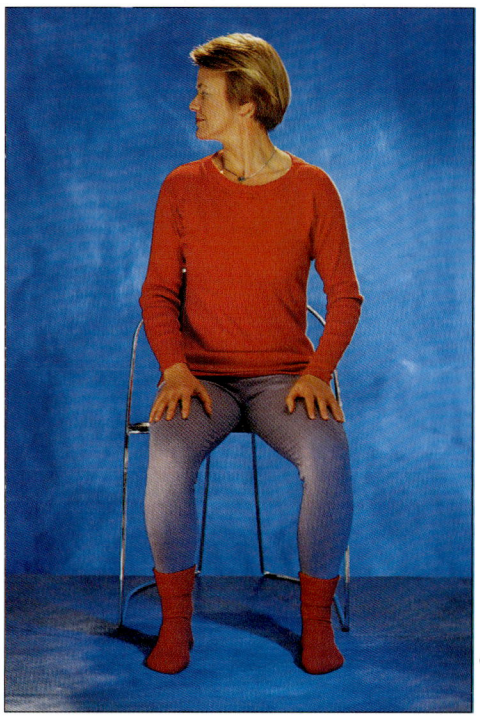

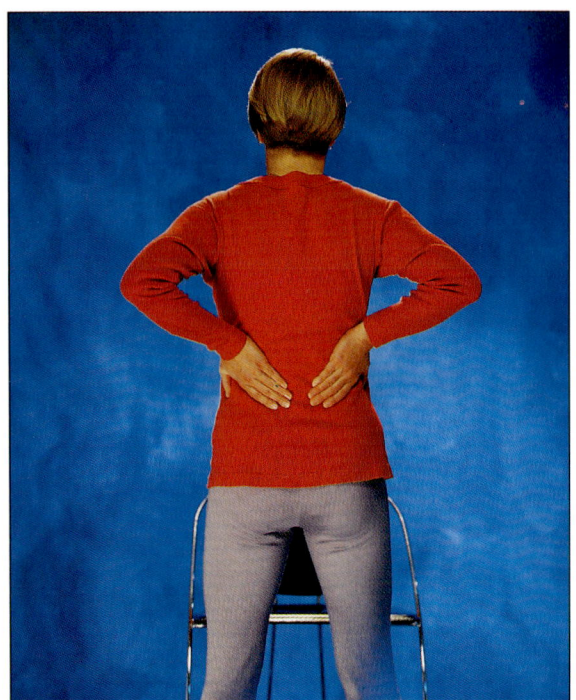

5. Übung: Ins Tor des Lebens atmen

Das Tor des Lebens (Mingmen) ist ein wichtiger Akupressurpunkt am Rücken zwischen dem zweiten und dritten Lendenwirbel und bildet die hintere Projektion des Dantian. Gleichzeitig stehen bei dieser Übung die Nierenpunkte im Mittelpunkt, die links und rechts vom Punkt Mingmen auf dem großen Rückenmuskel liegen.
Nehmen Sie die Grundhaltung im Sitzen ein, lassen Sie das »Innere Lächeln« (siehe Seite 30/31) entstehen, und reiben Sie Ihre Hände vor dem Körper aneinander, während Sie ausatmen. Dann lassen Sie die Hände auseinandergleiten, und führen Sie die Handflächen um den Körper nach hinten, als würden Sie an einem Gürtel entlangstreifen, doch berühren die Hände den Körper dabei nicht.
Legen Sie nun die ganzen Handflächen in Höhe der Lendenwirbelsäule auf den Rükken, und reiben Sie beim Einatmen kräftig den Rücken auf und ab. Die Fingerspitzen zeigen dabei nach unten. Wiederholen Sie die Übung drei- bis 15mal.

Wirkung und Nutzen

Bei dieser Übung wird während des Ausatmens durch das Reiben der Hände viel Qi in der Mitte der Handinnenflächen gesammelt. Wir spüren dieses Qi als Wärme oder Kribbeln in den Händen.
Beim Einatmen und Reiben des Rückens geben wir dieses Qi an den Punkt Mingmen und in die Nierenpunkte ab. Aus westlicher Sicht wird durch das Erwärmen der Nierenregion der ganze Bereich bis in die tiefen Bauchorgane kräftig durchblutet.

Die Nebennierenfunktion wird angeregt und das hormonelle Geschehen reguliert. Diese Übung hat eine kräftigende Wirkung auf das Urogenitalsystem und auf die Wirbelsäule. Sie hilft auch bei Schlafstörungen verschiedenster Art und Ursache.

Alltagstip
Wenn Sie eine überwiegend sitzende Tätigkeit ausüben oder häufig unter Kreuzschmerzen leiden, dann sollten Sie diese Übung mehrmals täglich durchführen. Die Übung ist auch für Frauen geeignet, die oft Unterleibsbeschwerden haben.

6. Übung: Das Schwungrad drehen

Die Grundhaltung für diese Übung ist der sogenannte Langsitz. Sie können sich dabei entweder mit ausgestreckten Beinen auf den Boden setzen oder, wenn Sie ungeübt oder schon in fortgeschrittenem Alter sind, auch in gewohnter Grundhaltung auf einen Stuhl. Strecken Sie die Beine möglichst weit nach vorn, und ziehen Sie die Fußspitzen so weit wie möglich an.
Sollte Ihnen die Dehnung, die dabei entsteht, am Anfang noch Schmerzen bereiten, dann gehen Sie bitte immer nur bis an die Schmerzgrenze. Sie werden erleben, daß Sie mit jedem Üben weicher und beweglicher in Wirbelsäule und Beinen werden. Jetzt strecken Sie auch die Arme locker nach vorne aus, so daß die Handflächen sich etwa in Brusthöhe gegenüberstehen. Ellbogen und Fingergelenke sind leicht ge-

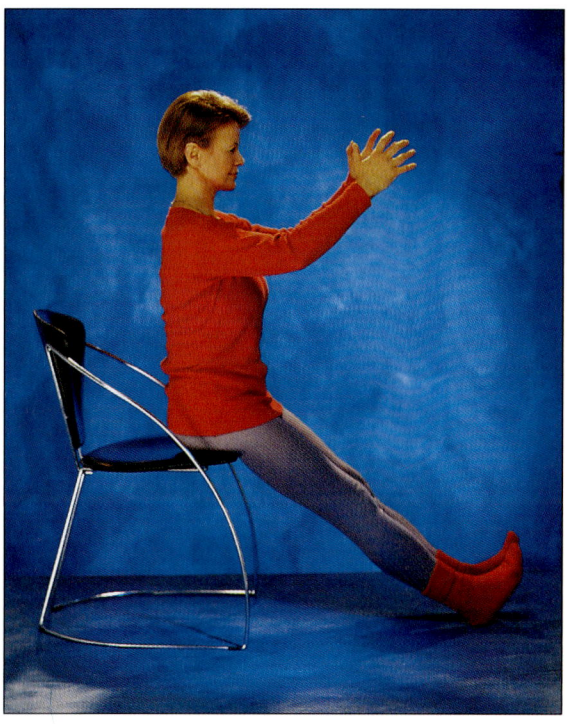

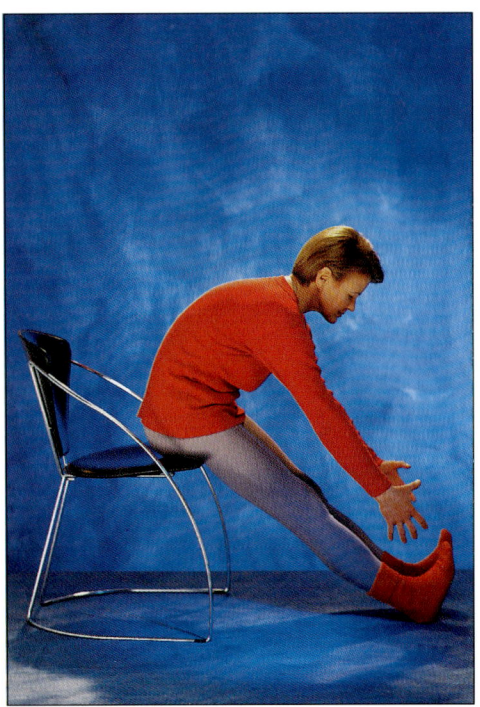
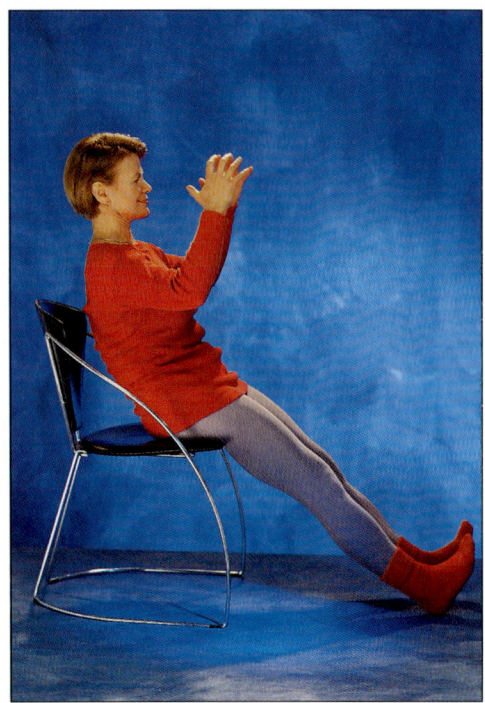

beugt. Bringen Sie in dieser Beugung eine leichte Spannung in die ganzen Arme, und stellen Sie sich vor, Sie hätten links und rechts neben sich je ein großes Schwungrad, in dessen Speichen Sie greifen. Stellen Sie sich vor, daß Sie diese Schwungräder jetzt mit gestreckten Armen bewegen. Gehen Sie mit den gestreckten Armen und dem Oberkörper soweit wie möglich nach vorne und unten (dabei ausatmen), bewegen Sie dann den Oberkörper mit den gestreckt gehaltenen Armen wieder nach hinten und oben (dabei einatmen) in die Ausgangsstellung zurück. Drehen Sie das Schwungrad dreimal in angegebener Weise. Wechseln Sie dann die Richtung, und drehen Sie dreimal andersherum. Wiederholen Sie die Übung sechs- bis 18mal.

Wirkung und Nutzen
Bei dieser Übung massieren Sie sämtliche Fuß- und Handmeridiane. Sie stärken dabei die gesamte Wirbelsäule, beugen Bandscheibenerkrankungen vor oder wirken heilend auf sie ein. Sie dehnen alle Sehnen in Füßen und Beinen und können so schmerzhaften Verkürzungen entgegenwirken.

Alltagstip
Wo immer Sie sitzen, denken Sie ab und zu daran, etwas für die Elastizität Ihrer Bänder zu tun. Rutschen Sie einfach vor auf die Stuhlkante, und strecken Sie dann Ihre Beine nach vorne aus, so daß nur die Fersen den Boden berühren. Ziehen Sie jetzt die Fußspitzen so weit wie möglich an und lassen sie wieder los.

7. Übung: Himmel und Erde verbinden

Setzen Sie sich wie zum Drehen des Schwungrads in den Langsitz.

Falten Sie nun die Hände, und legen Sie sie mit den Handflächen auf die Brustmitte, auf das Herznest (Xinwo), dabei einatmen. Beim Ausatmen die Handflächen nach außen drehen und die gefalteten Hände nach oben führen, so daß die Handrücken auf den höchsten Punkt des Kopfes (Baihui) zu liegen kommen. Einatmen, den Kopf nach oben strecken und gleichzeitig mit den gefalteten Handrücken gegen den Kopf drücken. Ausatmen und die Spannung lösen. Wieder einatmen, die Arme über dem Kopf nach oben strecken und die Wirbelsäule dehnen.

Ausatmen, die Spannung lösen und die Handrücken wieder auf Baihui zurücksinken lassen.

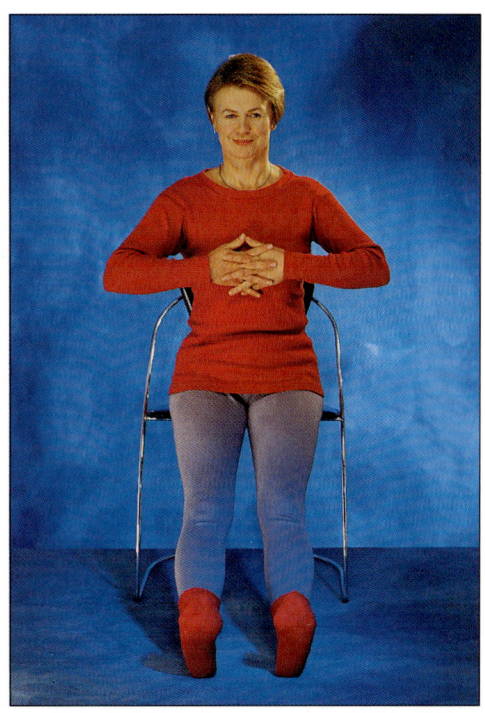

Beim nächsten Einatmen lösen Sie die Hände voneinander und breiten die Arme seitlich aus, als wollten Sie einen riesigen Ball umarmen. Dehnen Sie die Wirbelsäule dabei nach hinten, und schauen Sie nach oben, ohne dabei den Kopf nach hinten fallen zu lassen. Das Kinn ist leicht angezogen.

Atmen Sie aus, lösen Sie die Spannung in der Wirbelsäule, und bringen Sie die Arme ausgestreckt nach vorne. Beugen Sie den Oberkörper soweit wie möglich nach vorne. Die Fingerspitzen zeigen in Richtung der angezogenen Fußspitzen oder berühren sie sogar.

Bleiben Sie einige Atemzüge lang in dieser Position, und stellen Sie sich dabei eine Verbindung zwischen den Mittelfingerspitzen (KS 9) und den Yongchuan-Punkten (Ni 1) auf den Fußsohlen vor. Noch sehr gelenkige junge und geübte ältere Menschen können diese Verbindung möglicherweise sogar direkt her-

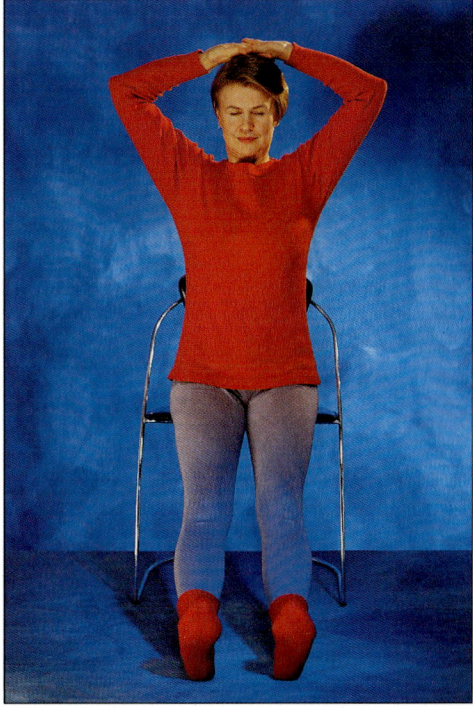

stellen. Die gedankliche Verbindung genügt aber völlig und hilft, mit der Zeit immer beweglicher zu werden. Richten Sie sich dann wieder auf, legen Sie die Hände zurück auf die Oberschenkel, und spüren Sie der Wirkung der Übung nach. Wiederholen Sie die Übung drei- bis 15mal.

Wirkung und Nutzen
Bei dieser Übung öffnen Sie noch einmal alle Meridiane für einen freien Qi-Fluß und stellen eine direkte Verbindung zwischen Kreislauf und Nierenmeridian her. Dabei werden alle Bänder und Sehnen gedehnt, die Muskeln gestärkt und die Wirbelsäule rhythmisch gestreckt und gelockert. Weil Sie sich dabei immer von Ihrer Atmung führen lassen, kann es nie zu Überdehnungen oder sonstigen Überanstrengungen kommen. Sie erleben die Harmonie zwischen Atmung und Bewegung und die Verbindung unseres Menschseins mit Himmel und Erde. Sie spüren, daß Sie jederzeit für Ihr Wohlbefinden sorgen können.

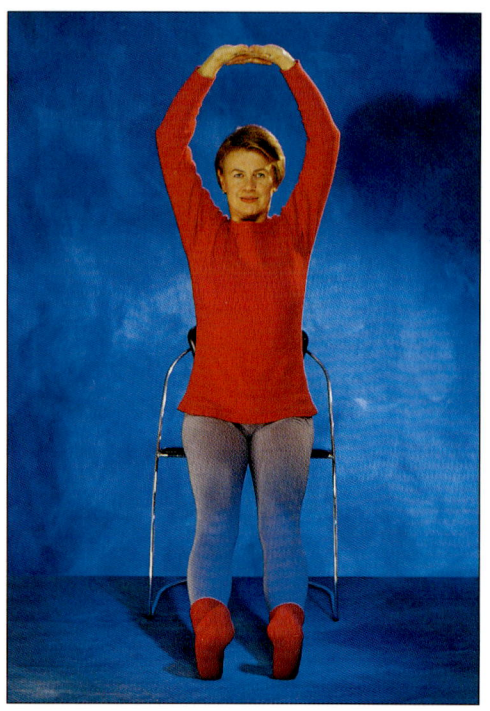

Alltagstip
Egal, ob Sie sitzen oder stehen, falten Sie ab und zu die Hände, und dehnen Sie in oben beschriebener Weise Arme und Wirbelsäule. Lassen Sie die gefalteten Hände danach auf Baihui absinken, und stellen Sie sich dabei die Verbindung durch den ganzen Körper nach unten zur Erde vor. Verbinden Sie diese Bewegung mit der bewußten Atmung. Wenn dabei noch ein Gähnen erfolgt, dann geben Sie diesem wunderbaren Atemreflex ganz bewußt nach. Das Gähnen ist nach chinesischer Sicht die intensivste Form der Qi-Atmung. Es werden dabei alle Bauchorgane und die wichtigsten inneren Akupressurpunkte massiert.

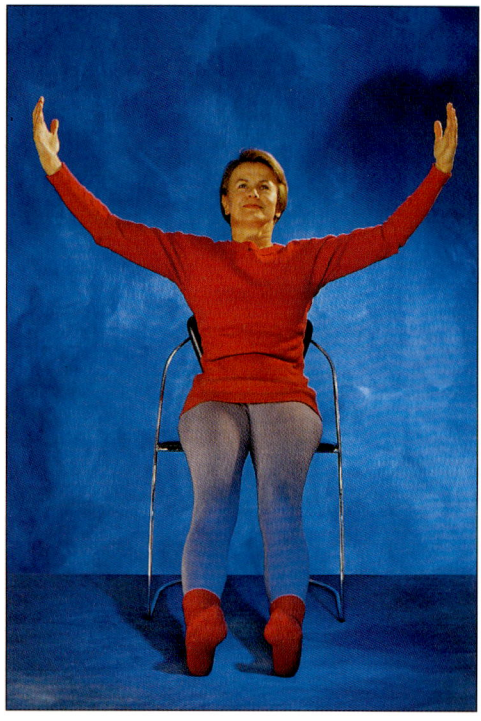

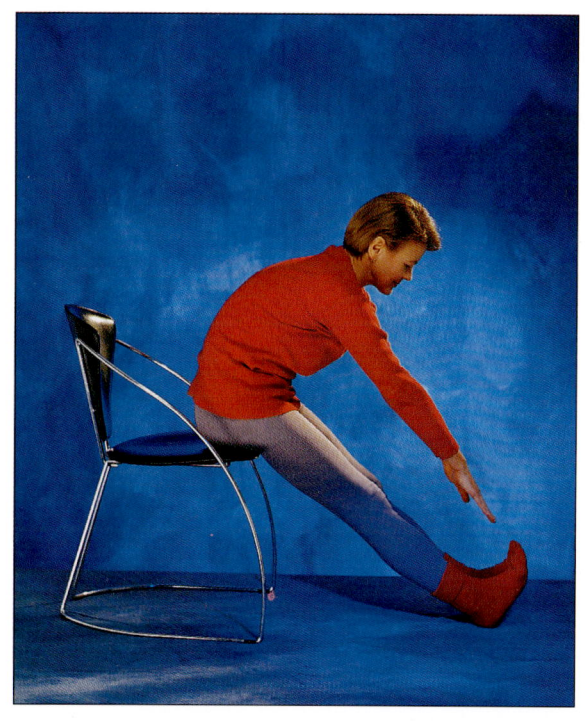

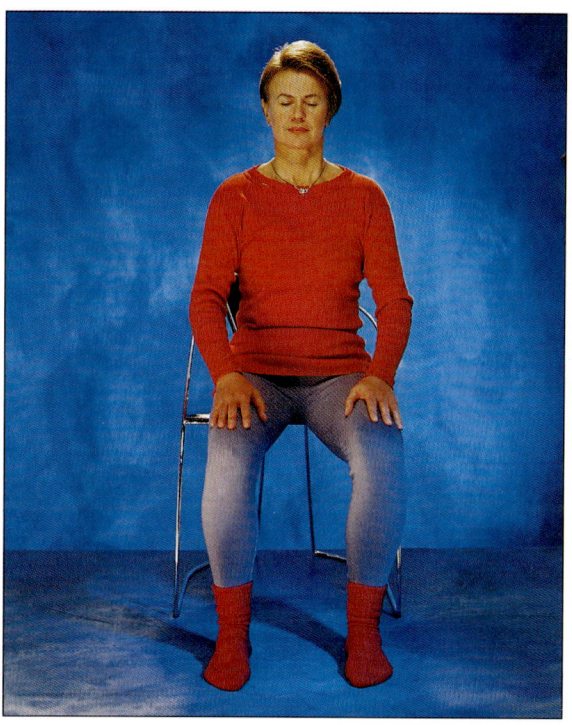

8. Übung: In die Ruhe zurückkehren (ohne Abbildungen)

Die achte Brokatübung ist wieder eine Übung in Ruhe, bei der Atmung und Bewußt-sein im Mittelpunkt stehen. Setzen Sie sich in die Ihnen genehme Grundhaltung, legen Sie die Hände locker übereinander auf den Unterbauch, etwa in Höhe des Nabels. Beschreiben Sie jetzt mit beiden Händen, spiralförmig größer werdend, links drehende Kreise um den Bauchnabel.
Beschreiben Sie diesen Kreis neunmal. Atmen Sie bei Beschreibung der unteren Kreishälfte aus, wenn Sie die obere Kreishälfte umfahren, atmen Sie ein. Nach dem neunten Kreis sollten Sie knapp unterhalb des Brustbeins angelangt sein. Wechseln Sie nun die Hände und drehen die Spirale mit sechs Kreisen in der Gegenrichtung – Rechtsdrehung – wieder zurück. Mit einiger Übung können Sie diese Bewegung auch nur in Gedanken vollziehen.
Stellen Sie sich während der Übung vor, Sie wären ganz in den Ruhemantel gehüllt, den Sie bei der ersten Übung kennengelernt haben (siehe Seite 48).
Bleiben Sie noch etwas sitzen, oder legen Sie sich in eine entspannte Position, und atmen Sie ruhig durch. Ihre Aufmerksamkeit ist ganz auf das Dantian gerichtet.

Wirkung und Nutzen
Durch die ruhige Konzentration auf die Mitte bei dieser letzten Übung entfaltet sich die Wirkung der vorhergehenden Bewegungsübungen voll. Das gesamte Qi strömt zurück in das Dentian, wo es sich durch die ruhige Atmung weitervermehrt. Gleich-zeitig prägen sich die Bewegungsmuster durch die anschließende Ruhe tief in unser Gehirn ein und gehen so vom Kurzzeitgedächtnis ins Langzeitgedächtnis über.

Alltagstip
Denken Sie in Ihrem Alltag gelegentlich daran, daß das ganze Leben ein natürlicher Rhythmus von Ruhe und Bewegung ist und wir uns nur wohl fühlen, wenn wir uns diesem Rhythmus überlassen. Konzentrieren Sie sich auf Ihre Mitte, lassen Sie ein in-neres und damit verbunden auch ein äußeres Lächeln entstehen, und bleiben Sie für einige Atemzüge ganz bei diesem natürlichen Grundrhythmus. Danach haben Sie Ihre Gedanken wieder frei.

Vom Ursprung des Lichts

Mit dem »Ursprung des Lichts« ist wohl das Tao gemeint, das Ureine, das nicht Teil-bare, nicht Faßbare, nicht Erklärbare, der Ursprung unseres Seins und das ewige Rät-sel des Lebens. Für mich persönlich ist diese Übung wegen ihrer Harmonie und Aus-geglichenheit eine der schönsten Qigong-Übungen überhaupt. Und auch bei mei-nen Kursteilnehmern ist sie sehr beliebt. Ich möchte Ihnen deshalb diese Übung ganz besonders ans Herz legen, und hoffe, daß sie auch für Ihr Leben und für Ihren Alltag eine ganz besondere Bedeutung bekommen wird: Nehmen Sie die Grundhal-tung im Stehen ein, und lassen Sie das »Innere Lächeln« entstehen. Zu Beginn der Übung »Qi heben und senken«, (siehe Seite 32/33 die Hände liegen auf Dantian.

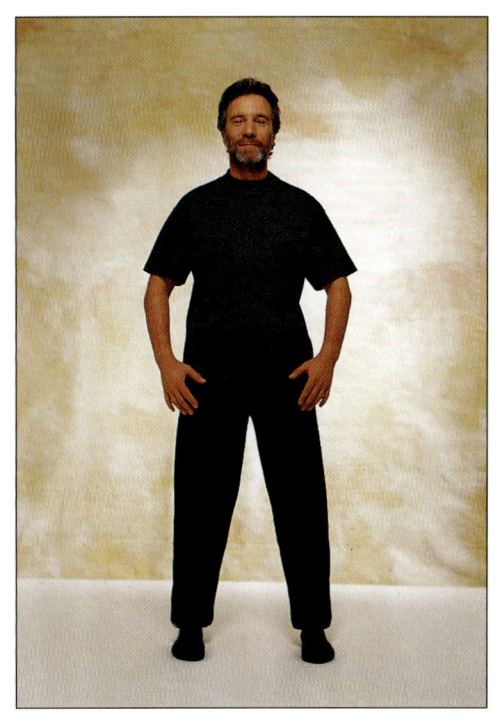
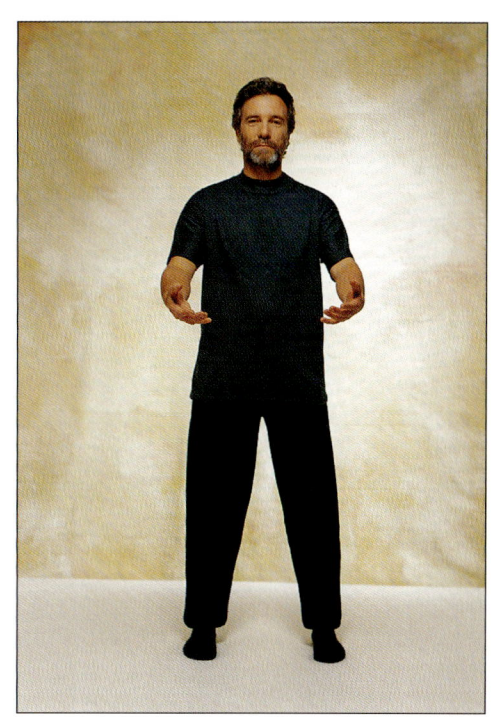
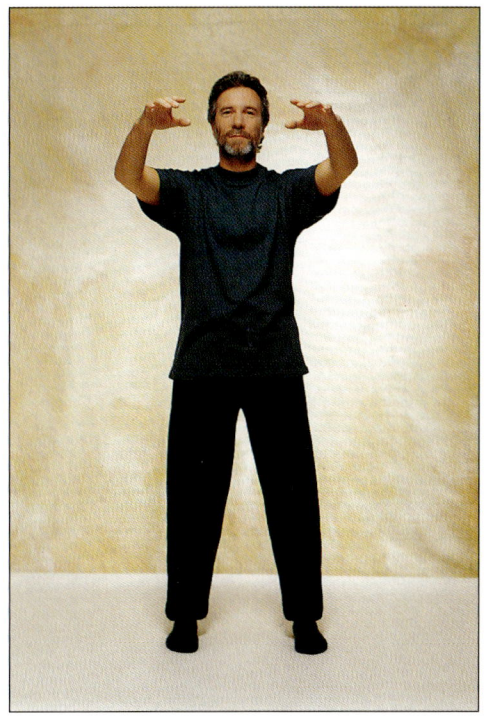
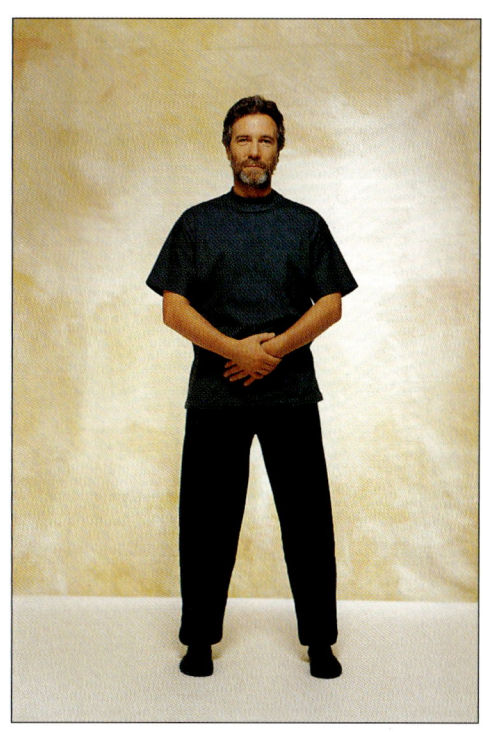

Kommen Sie in Ruhe. Atmen Sie ein und verlagern Sie das Gewicht dabei auf die Fußballen, ohne die Fersen anzuheben. Öffnen Sie beim nächsten Ausatmen die Hände, die Handaußenkanten bleiben in Berührung mit dem Unterbauch, und auch die Daumen berühren sich leicht; das Gewicht wieder in die Mitte verlagern.

Beim nächsten Einatmen das Gewicht wieder leicht nach vorn bringen. Die geschlossenen Hände etwas vom Körper lösen, so als würden Sie »Den Mond in Händen tragen«.

Beim anschließenden Ausatmen »Den Seidenfaden auseinanderziehen«: Die Hände trennen sich und ziehen zwischen den Mittelfingern einen gedachten Seidenfaden auseinander. Dabei das Gewicht zurückverlagern.

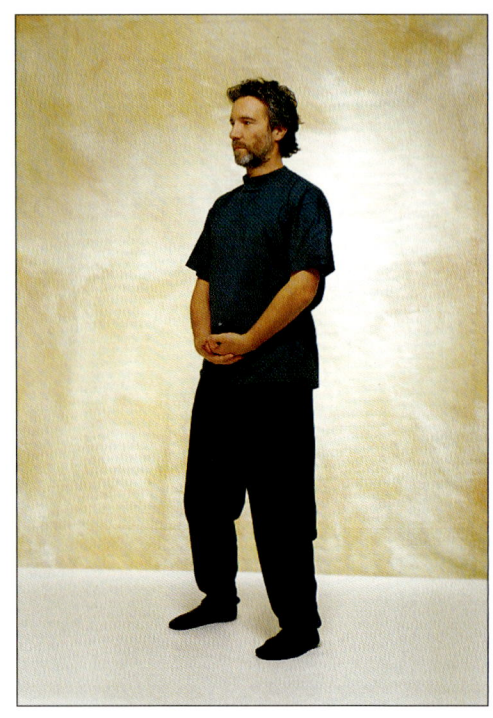

Während des anschließenden Einatmens umfassen die Hände einen gedachten Qi-Ball und drehen dann von unten nach oben (»Die Perle des Dantian bewegen«).

Danach ausatmen und dabei die Handflächen nach unten richten und die Energie absenken, bis in die Füße denken.

Beim anschließenden Einatmen die »Kriegerstellung« einnehmen. Dabei spannt sich der ganze Körper an, die Hände werden zur Tigerkralle, die Zehen krallen sich in den Boden, mit dem Kopf sozusagen den Himmel durchstoßen. Danach ausatmen und dabei bis in die Fingerspitzen entspannen.

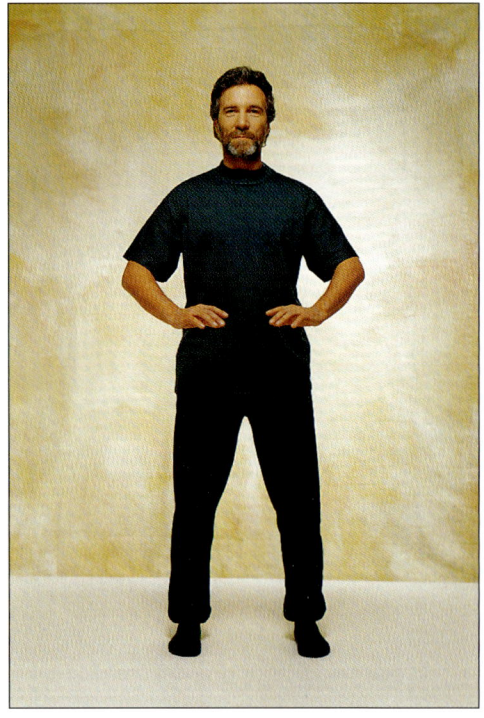

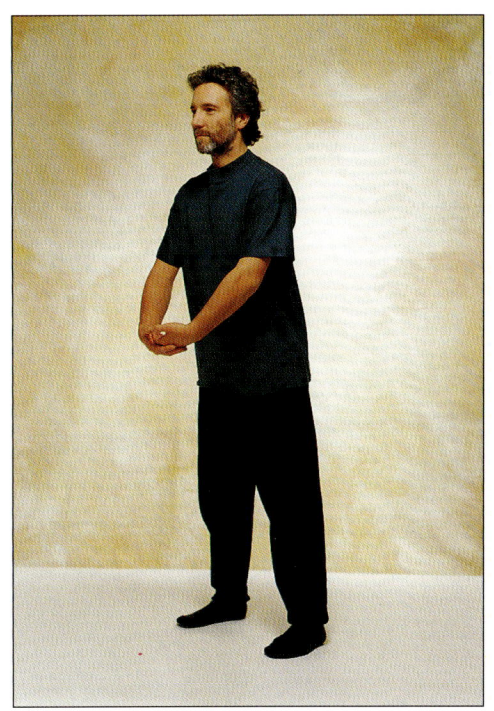

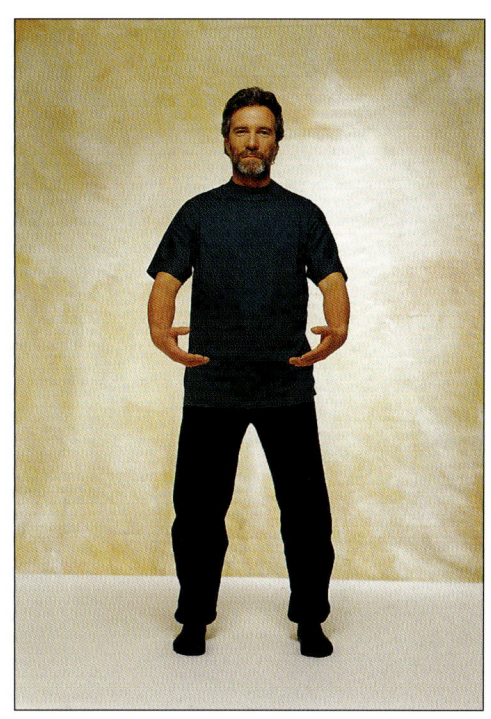

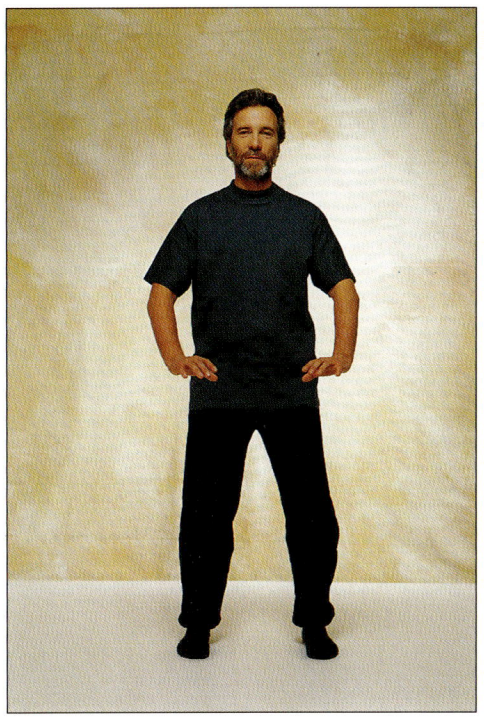

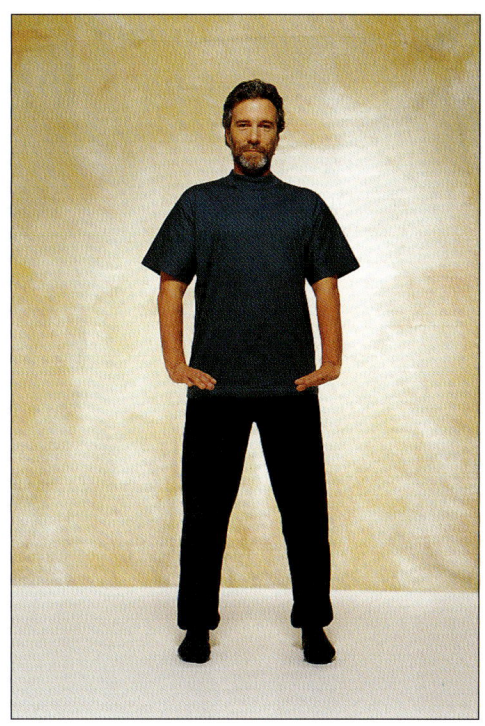

Während des nächsten Einatmens heben Sie die Arme langsam seitlich an bis in Schulterhöhe; mit den Fingern dabei gedachte »Seidenfäden aus dem Boden ziehen«.

Anschließend beim Ausatmen »die Hände zu Schalen drehen«: Die Hände werden langsam und bewußt vom kleinen Finger aus nach oben gedreht. Beim nächsten Einatmen stellen Sie sich vor, in der rechten Hand die Sonne und in der linken den Mond zu tragen, und führen die Arme langsam in Stirnhöhe zusammen (»Sonne mit Mond vereinen«); die Hände umfassen einen gedachten Energieball.

Ausatmen und »Qi zurückführen in Dantian«, dabei die Hände senken und den gedachten Qi-Ball wieder in das Dantian drücken, die Hände liegen anschließend übereinander auf Dantian.

Die Augen schließen, ganz entspannt in der Grundstellung stehen und nach innen lächeln.

Wiederholen Sie die Übung drei- bis sechsmal und kommen Sie danach für einige Minuten stehend wieder ganz zur Ruhe.

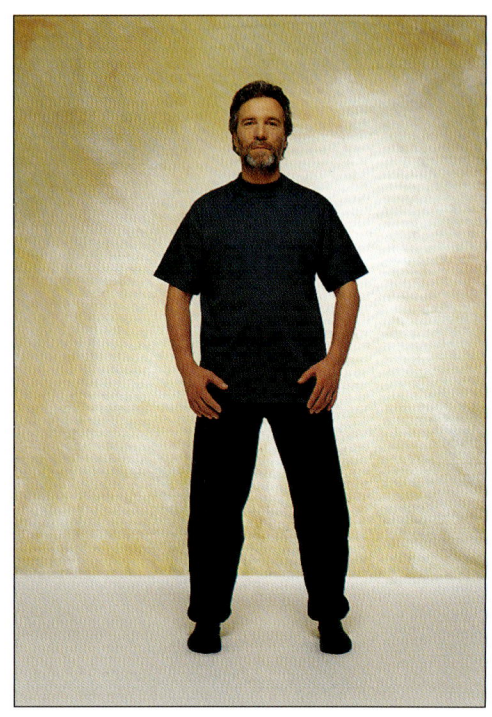

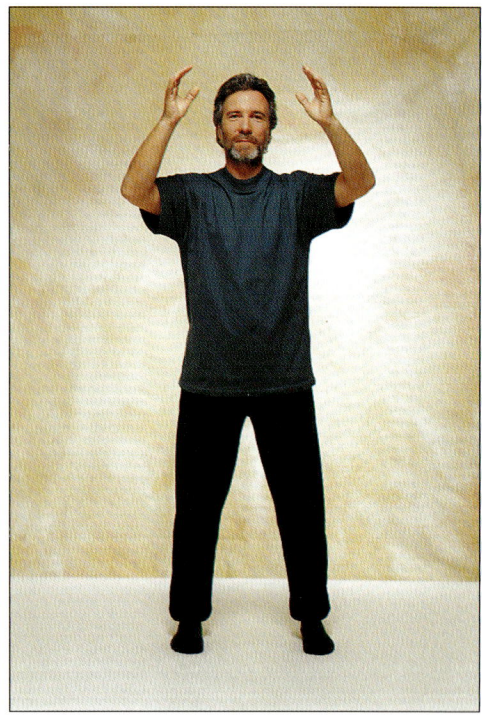

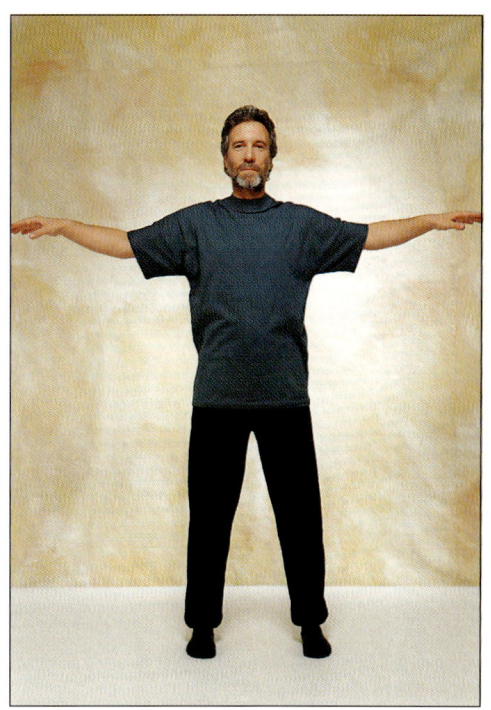

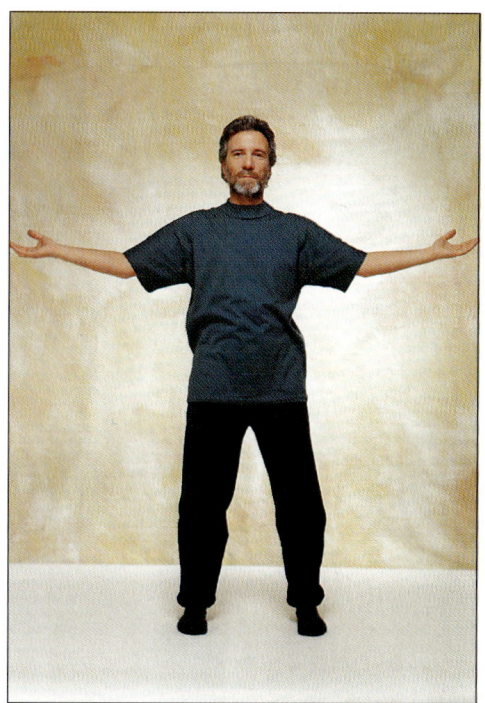

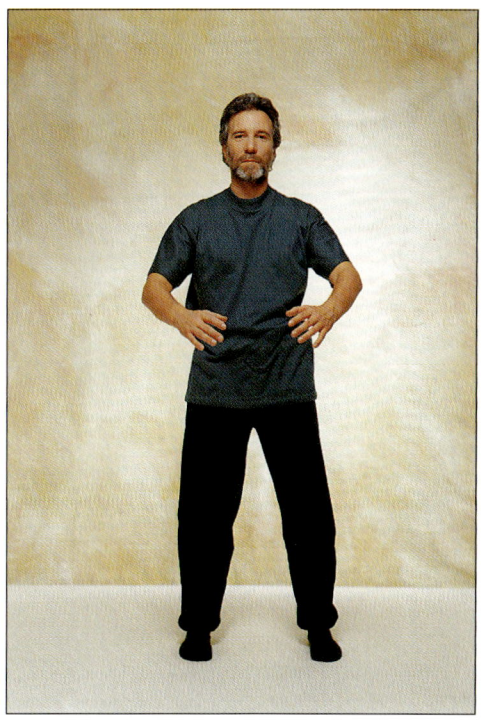

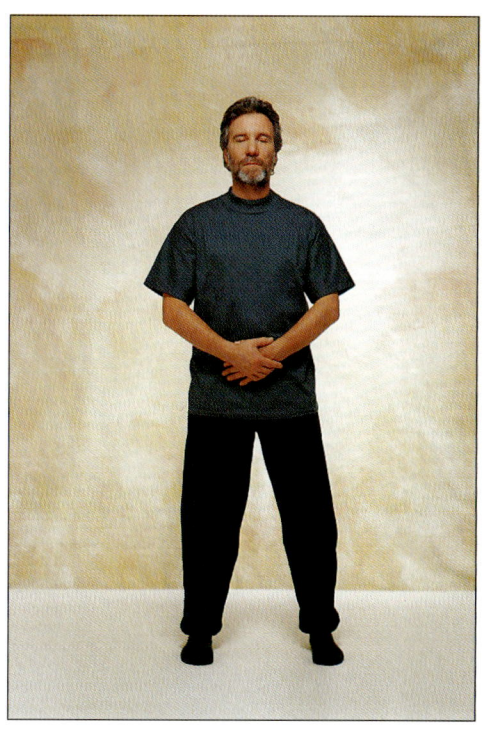

Ausgewählte Übungen aus dem Tai-Ji-Qigong

In jüngerer Zeit entwickelte man in China aus traditionellen Qigong-Übungen und den alten Tai-Ji-Quan-Formen eine dritte Form, die Tai-Ji-Qigong-Übungen. Diese Übungen verbinden die Vorteile beider Methoden, indem sie die weichen, fließenden Bewegungen des Tai-Ji-Quan mit dem gelenkten Atemfluß des Qigong verknüpfen. Sie bewirken so schnelle und tiefe Entspannung sowie einen verbesserten Kreislauf und Stoffwechsel im ganzen Körper.

Ich habe hier zehn Übungen für Sie ausgesucht, die so einfach sind, daß wirklich jeder sie nachvollziehen und mitmachen kann. Auch von älteren Menschen und von Personen, die sich selbst als völlig unsportlich bezeichnen, lassen sie sich leicht und schnell erlernen. Sie müssen auch nicht alle Übungen dieser Sequenz beherrschen. Es genügt, wenn Sie sich die Übungen, die Ihnen besonders guttun, oder die Ihnen einfach gut gefallen, aussuchen und in Ihren Alltag integrieren.

Vielleicht bekommen Sie auf diese Weise Gefallen an Qigong und belegen bei Ihrer örtlichen Volkshochschule einen Kurs?

Einer meiner Qigong-Lehrer sagte, die traditionellen Übungen unterschieden sich von den modernen nicht zuletzt dadurch, daß sie immer eine Geschichte erzählen. Mit Hilfe einer Geschichte können sich die meisten Menschen die Abfolge der Übungen leichter merken. Da die chinesische Sprache sehr bildhaft ist und die einzelnen Übungen meist schöne, bildhafte Namen haben, können Sie sich aus den von Ihnen ausgewählten Übungen jederzeit eine eigene Geschichte zusammenstellen, wie etwa die folgende:

Stellen Sie sich vor, Sie stehen an einem schönen großen See und blicken über das ruhige Wasser zum anderen Ufer. Die Kühle der Erde und des Wassers steigt angenehm würzig zu Ihnen herauf. Es ist Spätnachmittag, der Regen hat gerade aufgehört, die Sonne läßt die Nebel aufsteigen. Auch Sie spüren diesen ewigen Kreislauf des Lebens in sich (Übung »Wecke das Qi« von Seite 65).

Ruhe durchströmt Sie, und Sie öffnen sich mit einem tiefen Einatmen all den Schönheiten der Natur. Sie breiten die Arme aus, als wollten Sie die ganze Welt umfassen (Übung »Die Brust öffnen« von Seite 67).

Über dem Wald am anderen Ufer bildet sich ein herrlicher bunter Regenbogen. Sie stellen sich vor, Sie hätten den Regenbogen in Ihren weit geöffneten Armen und könnten all seinen Farbenreichtum sanft schwingend bewegen (Übung »Den Regenbogen schwingen« von Seite 68).

Jetzt bekommen Sie Lust auf eine Bootsfahrt. Vorher müssen aber die dunklen Wolken ganz verschwunden sein. Sie spüren die Kraft in sich, die Wolken einfach zu teilen (Übung »Die Wolken teilen« von Seite 71).

Nun strahlt der Himmel, Sie steigen in ein Ruderboot und fahren hinüber zum anderen Ufer (Übung »Über den großen See rudern« von Seite 71).

In der Mitte des Sees begegnen Sie einem Fischerboot, in dem ein alter Mann steht und mit großer Ruhe ein Netz auswirft (Übung »Das Netz auswerfen« von Seite 73). Während Sie den Mann beobachten, spüren Sie die Harmonie seiner Bewegungen auch in sich. Sie rudern ruhig weiter. Schließlich ziehen Sie an einer saftigen grünen Uferwiese, auf der Wildgänse weiden, Ihr Boot an Land. Auf der Wiese spielen Kinder mit bunten Bällen und laden Sie ein, mitzumachen (Übungen »Einen Ball vor die Schulter heben« und »Den Ball prellen« von Seite 74 und 76).

Das Spielen macht Ihnen Spaß. Doch da entgleitet Ihnen der Ball beim Spiel und rollt auf die Gänse zu. Mit Geschnatter und Flügelschlagen fliegt die ganze Schar auf und dreht in klarer Formation eine Runde über dem See. Sie stellen sich vor, wie schön es wäre, wie eine Wildgans zu fliegen, und schon spüren Sie in sich die kraftvollen, schwingenden Flugbewegungen einer Wildgans (Übung »Wie eine Wildgans fliegen« von Seite 78).

Jetzt wollen Sie aber wieder zurück, und so schieben Sie Ihr Boot auf das Wasser, um heimwärts zu rudern (Übung »Das Boot auf das Wasser schieben und der Welle helfen« von Seite 80).

Wieder zurückgekehrt bemerken Sie, wie das schnelle Rudern Sie angestrengt hat. Sie wollen Ihren Atem wieder regulieren und Ihr Herz beruhigen (Schlußübung »Qi heben und senken« von Seite 32).

Das ist meine Geschichte zu den folgenden zehn Tai-Ji-Qigong-Übungen. Wenn Sie Ihre Übungen gewählt haben, denken Sie sich Ihre eigene Geschichte dazu aus!

1. Übung: Wecke das Qi

Diese Übung ist der Beginn vieler traditioneller Tai-Ji-Quan-Formen. Auch hier gelten die Prinzipien »unten fest und oben leicht« und »sich wohlfühlen«. Stellen Sie sich vor, Sie würden die Bewegung im Wasser vollziehen, langsam und gegen einen gleichmäßigen, aber keineswegs starren Widerstand: Nehmen Sie die Grundhaltung im Stehen ein, und finden Sie zur Ruhe und zum Inneren Lächeln.

Lenken Sie Ihre Aufmerksamkeit in beide Hände, und heben Sie langsam die gestreckten Arme vor dem Körper bis etwa in Schulterhöhe. Die Hände bleiben völlig entspannt, und die Handgelenke hängen locker. Bringen Sie dann Hände und Unterarme in eine Linie, und lassen Sie die Ellbogen ganz langsam sinken.

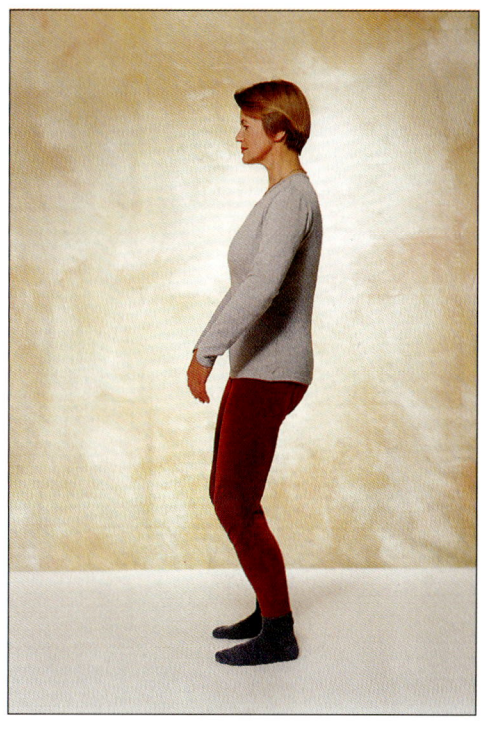

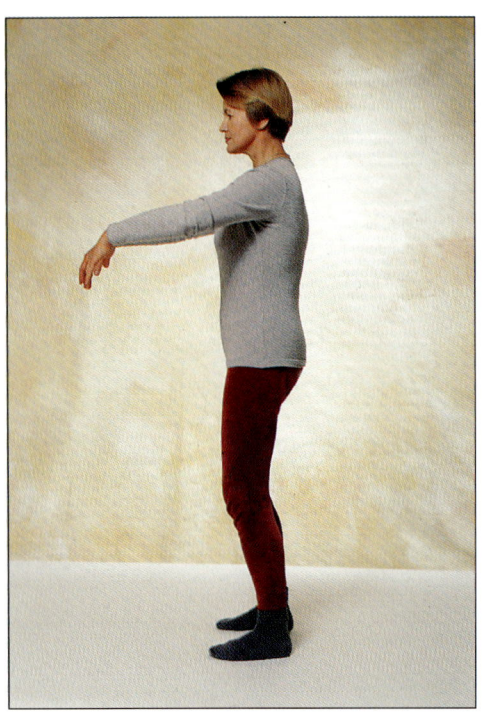

Atmen Sie dabei ein, und richten Sie sich gleichzeitig ein wenig auf.
Wenn die Ellbogen ganz unten sind, sinken auch Hände und Unterarme als Einheit zurück in die Grundhaltung. Atmen Sie dabei aus, und gehen Sie gleichzeitig leicht in die Knie. Wiederholen Sie die Übung drei- bis 15mal.

Wirkung und Nutzen
Diese Übung hilft, in die Ruhe zu finden, Atmung und Qi-Fluß zu regulieren sowie die Gelenke in Armen und Beinen zu lockern und zu »schmieren«.

Alltagstip
Wann immer Sie sich unausgeglichen oder steif fühlen, schöpfen Sie mit dieser einfachen Übung neue Lebenskraft.

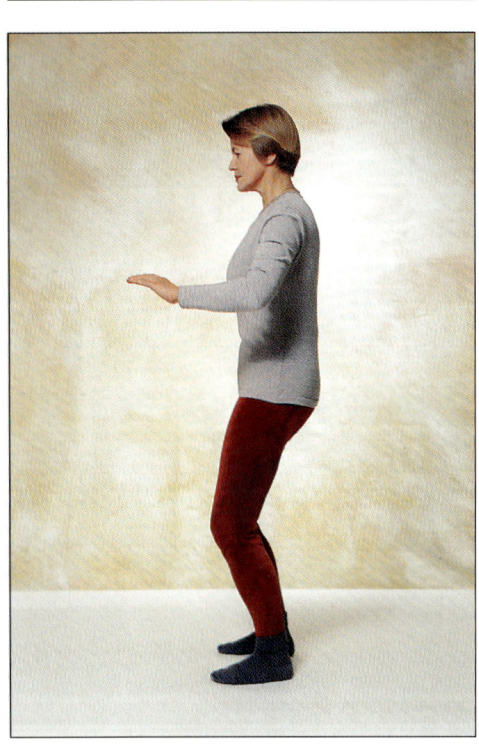

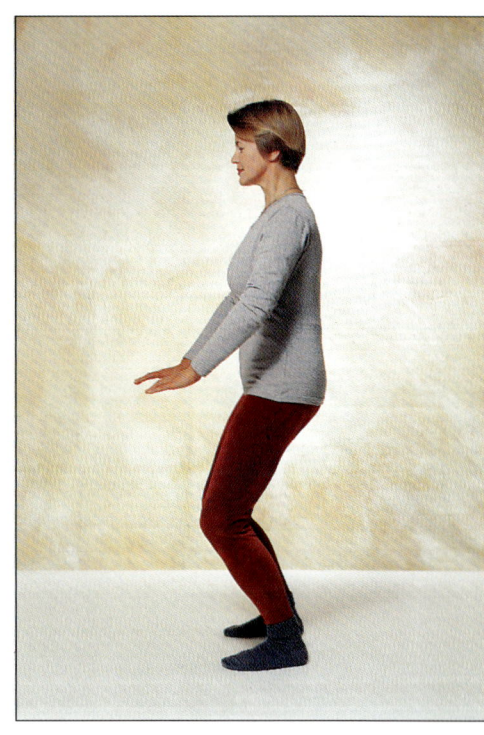

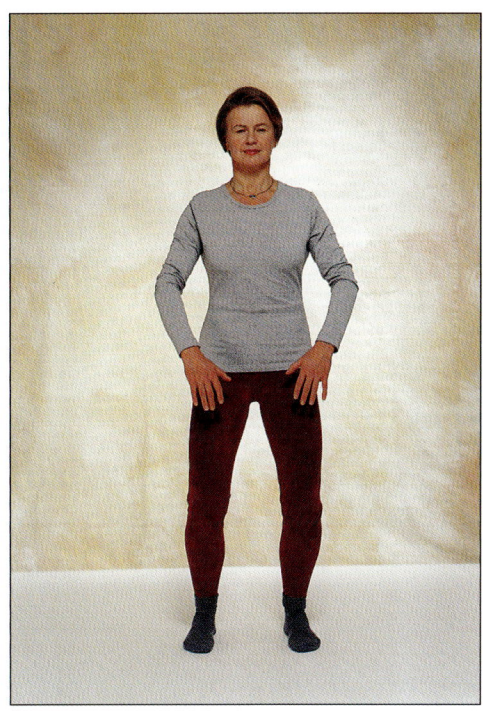

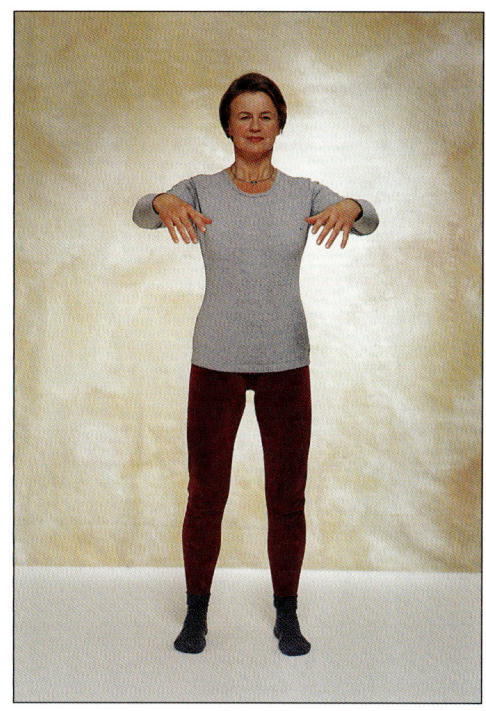

2. Übung: Die Brust öffnen

Schließen Sie diese Übung an die vor-
hergehende an, oder beginnen Sie mit
der Grundhaltung im Stehen:
Atmen Sie ein, heben Sie dabei die
Arme mit lockeren Handgelenken bis in
Schulterhöhe, und öffnen Sie die Arme
dann zur Seite.
Führen Sie beim Ausatmen die Bewegung in umgekehrter Reihenfolge aus.
Wiederholen Sie die Übung drei- bis
15mal.
Diese Übung wirkt auf die Atmungsor-
gane. Der Brustraum wird geweitet und
die Lungenfunktion verbessert.
Bei Unlustgefühlen und Atembeklem-
mungen können Sie sich mit dieser
Übung rasch Erleichterung verschaffen.

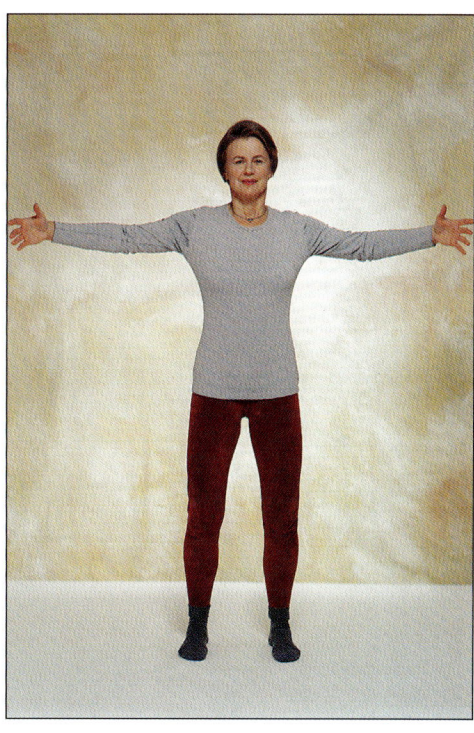

3. Übung: Den Regenbogen schwingen

Schließen Sie diese Übung an die vor-
hergehende an. Gehen Sie beim Heben
der Arme mit dem linken Fuß einen kleinen Schritt zur Seite, so daß Sie etwas
weiter gegrätscht stehen als bisher.
Heben Sie nun beim Einatmen die Arme
vor dem Körper ganz nach oben über
den Kopf, die Handflächen sind sich dabei zugewandt. Beim Ausatmen ziehen
Sie die Arme seitlich auseinander, bis sie
einen Bogen bilden. Schultern, Ellbogen
und Handgelenke sind locker. Stellen Sie
sich vor, Sie öffnen sich zum Himmel
und halten einen Regenbogen in den
Armen. Der Oberkörper ist leicht nach
hinten überstreckt.
Neigen Sie jetzt den Oberkörper mit
dem Einatmen etwas nach links, und
schauen Sie dabei in Ihre linke Handinnenfläche. Sie dürfen dabei mit
dem Becken leicht nach rechts aus-
weichen und das linke Bein strecken.
Rechts wird das Knie etwas nach vorne
gebeugt.
Beim Ausatmen lösen Sie die Spannung,
Oberkörper und Arme kommen wieder
zur Mitte, und der Blick ist geradeaus
gerichtet.
Mit dem erneuten Einatmen wiederholen Sie die Bewegung nach rechts hinüber. Wiederholen Sie die ganze Übung
drei-, sechs- oder neunmal.
Führen Sie dann die Arme wieder nach
vorne, und lassen Sie sie sinken. Schließen Sie die nächste Übung an, oder
kommen Sie direkt mit »Qi heben und
senken« zum Schluß.

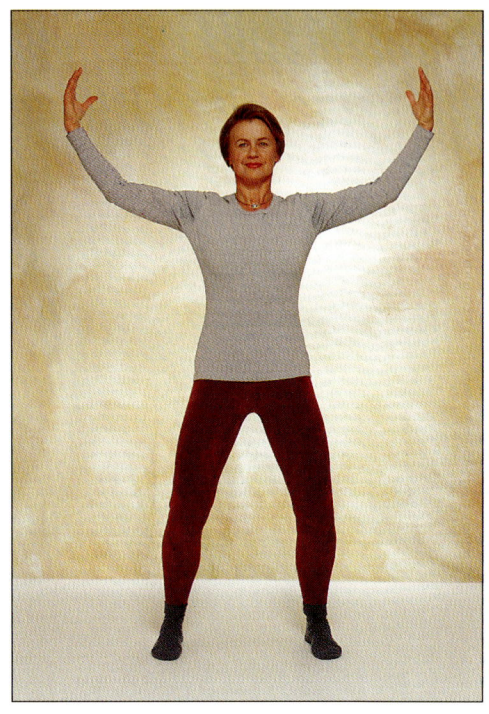

Wirkung und Nutzen
Diese Übung stärkt und lockert vor allem die Muskeln im Hals- und Schulter-
bereich. Brust- und Lendenwirbelsäule
werden dabei auf sonst selten geübte
Art bewegt, die Bandscheiben gedehnt
und gestärkt. Das Dehnen regt vor allem
den Qi-Fluß im Gallenblasenmeridian an.
Der Qi-Fluß durch beide Arme über einen wichtigen Akupressurpunkt am
siebten Halswirbel wird gestärkt.

Alltagstip
Wenn Sie etwas für Ihre Figur tun wol-
len, straffen Sie durch diese Übung Ihre
Taillenmuskulatur.

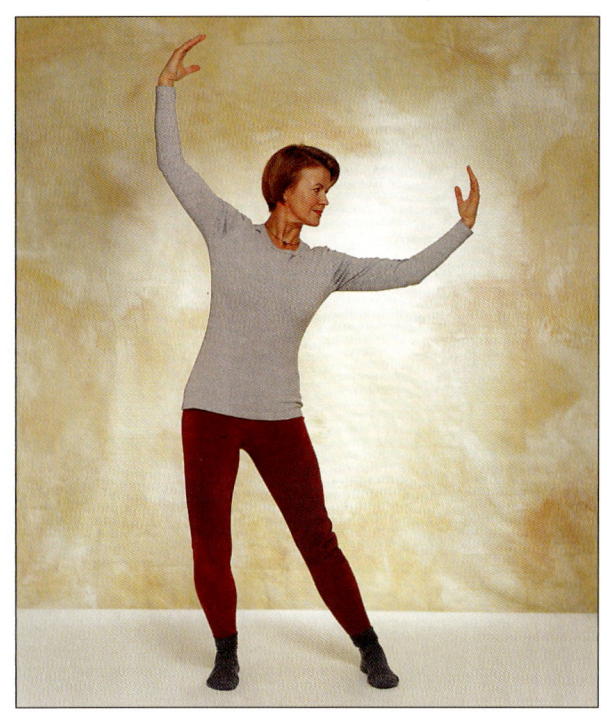

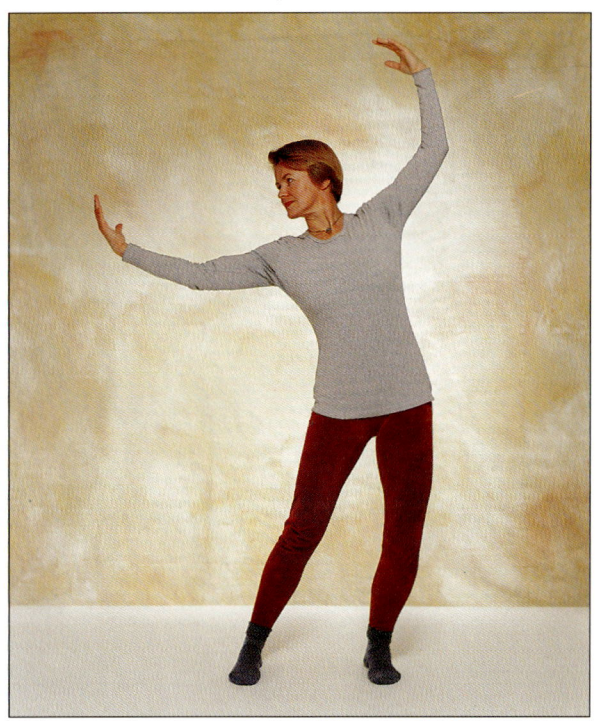

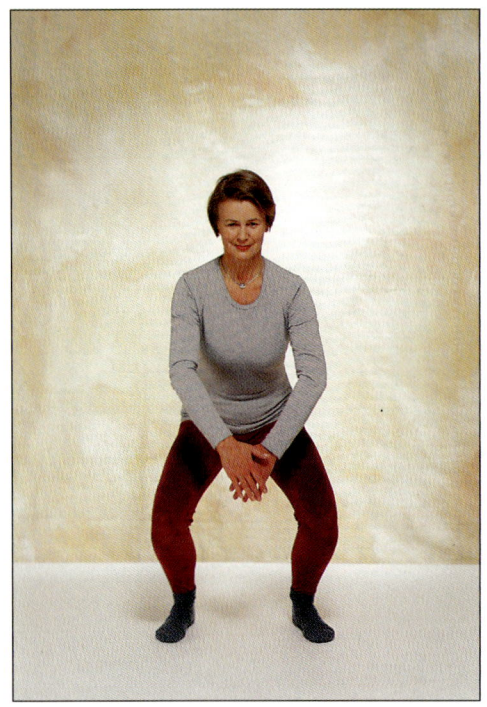
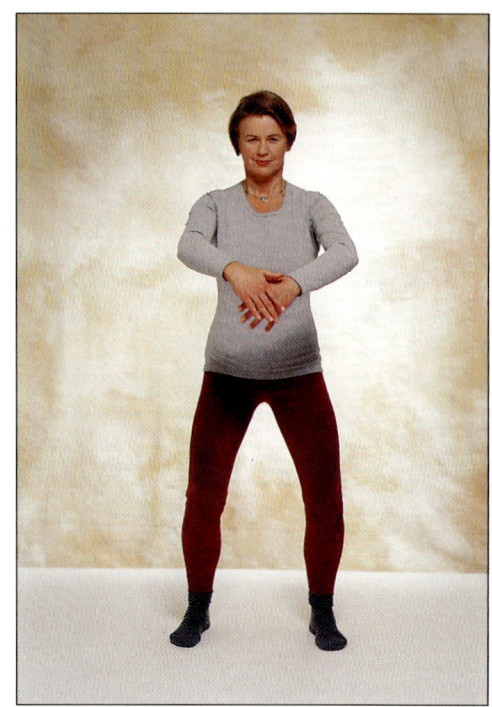
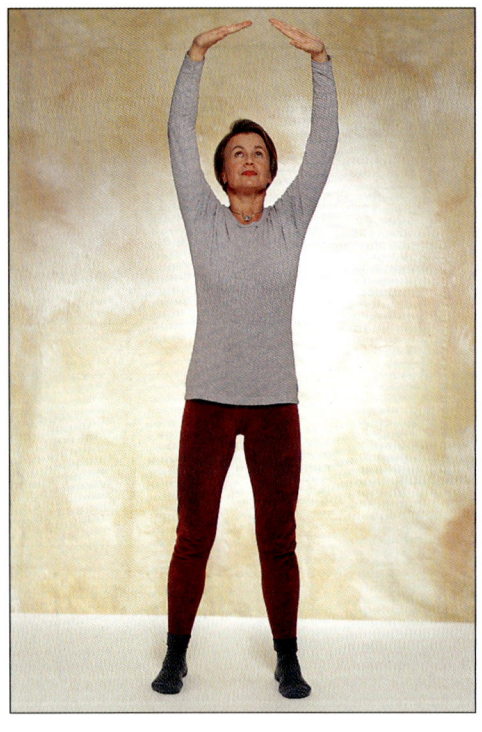
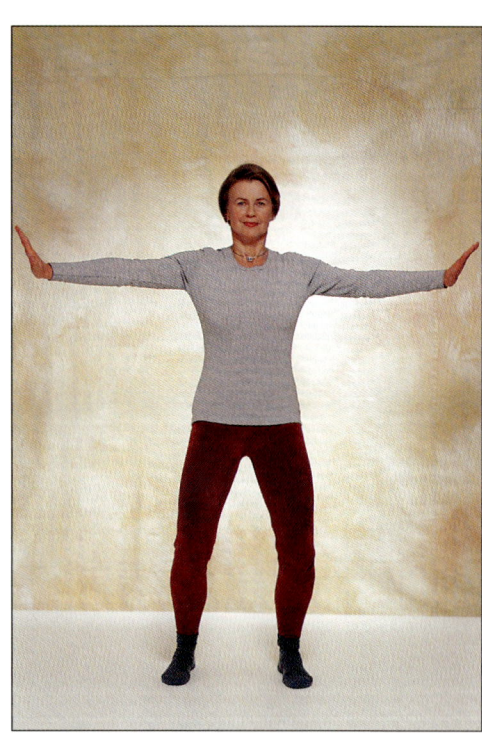

4. Übung: Die Wolken teilen

Sie stehen leicht gegrätscht, wie bei der vorigen Übung. Gehen Sie beim Aus-atmen mit geradem Oberkörper soweit in die Hocke, wie es ohne Anstrengung möglich ist, legen Sie die Hände mit den Handflächen nach unten übereinander, ohne daß sie sich direkt berühren.
Mit dem Einatmen heben Sie die Hände mit locker gestreckten Armen nach oben bis unter den Kopf, als wollten Sie vor sich etwas auseinander teilen. Dabei kommen Sie wieder aus der Hocke hoch. Über dem Kopf ziehen Sie die Hände etwas mehr als schulterbreit aus-einander, drehen die Handinnenflächen nach unten und senken die Arme mit dem Ausatmen ab, bis die Hände wie-der übereinander liegen. Dabei gehen Sie dann wieder leicht in die Hocke. Wiederholen Sie die Übung drei- bis 15mal.

Wirkung und Nutzen
Bei dieser Übung wird der Qi-Fluß im Kleinen und Großen Energiekreislauf an-geregt. Durch die Hocke mit aufrechtem Oberkörper wird vor allem die Lenden-wirbelsäule gedehnt, die Gelenke zwi-schen Kreuzbein und Becken werden gelockert. Die Übung bewirkt Linderung der Schmerzen und Stärkung der Mus-keln bei Hohlkreuz und Rückenschmer-zen. Durch die große Kreisbewegung der Arme wird auch der gesamte Schul-ter- und Nackenbereich gestärkt.

Alltagstip
Wenn Sie unter Kreuzschmerzen leiden, dann machen Sie diese Übung an eine glatte Wand gelehnt ohne die Arm-bewegung. Sie haben dann eine leichte Stütze. Zur Selbstmassage können Sie sich zwei Tennisbälle links und rechts neben die Wirbelsäule und an der Wand auf- und abrollen.

5. Übung: Über den großen See rudern

Nehmen Sie die normale Grundhaltung im Stehen ein, und gehen Sie leicht in die Knie. Schließen Sie die Hände zu sehr lockeren Fäusten, und ziehen Sie die Ellbogen in Höhe der Körpermitte nach hinten, so daß die Unterarme seit-lich in der Taille liegen und die Handflä-chen in den Fäusten nach oben zeigen. Lassen Sie jetzt die Unterarme sinken, ziehen Sie mit dem Einatmen die Arme nach außen und vorne hoch, bis die Arme gestreckt in Schulterhöhe vor dem Körper sind, und richten Sie sich dabei auf.
Drehen Sie die Arme, so daß die Hand-innenflächen der Fäuste nach unten zei-

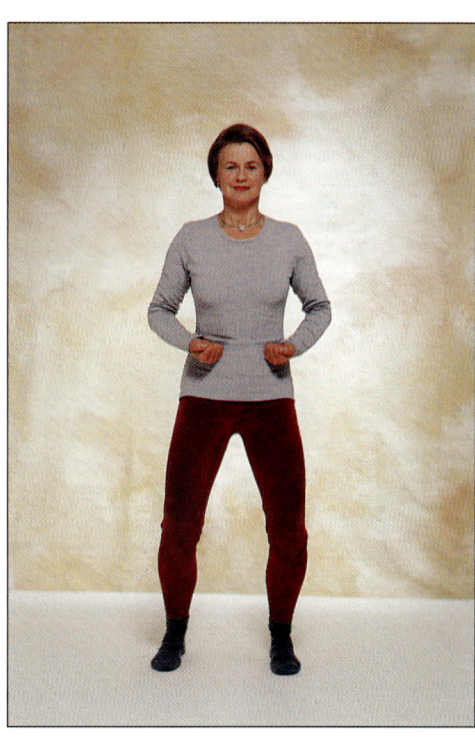

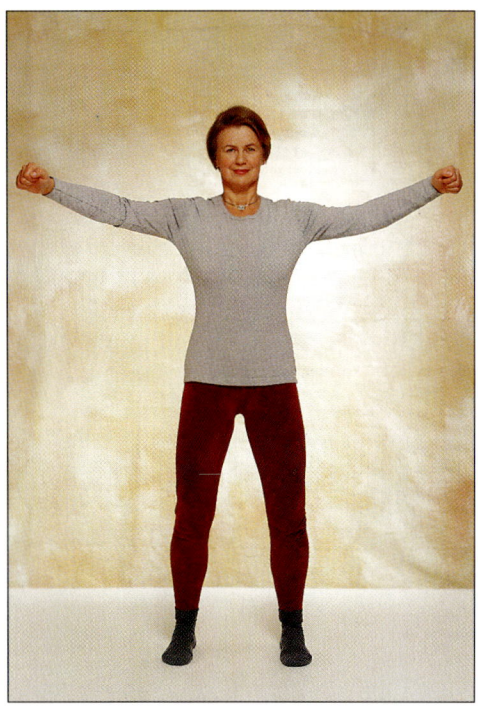

gen. Lassen Sie die Arme jetzt gerade nach unten sinken, und gehen Sie dabei wieder leicht in die Knie. Drehen Sie die Unterarme erneut, und ziehen Sie die Ellbogen wieder an. Wiederholen Sie die Übung drei- bis 15mal.

Wirkung und Nutzen
Diese Übung wirkt lindernd bei Schmerzen in Handgelenken und Ellbogen, sie ist günstig bei Sehnenscheidenentzündung und Schulter-Arm-Syndrom.

Alltagstip
Wenn Sie einen See in Ihrer Nähe haben, dann gehen Sie ab und zu zum Rudern. Das macht Spaß und kräftigt den ganzen Menschen.

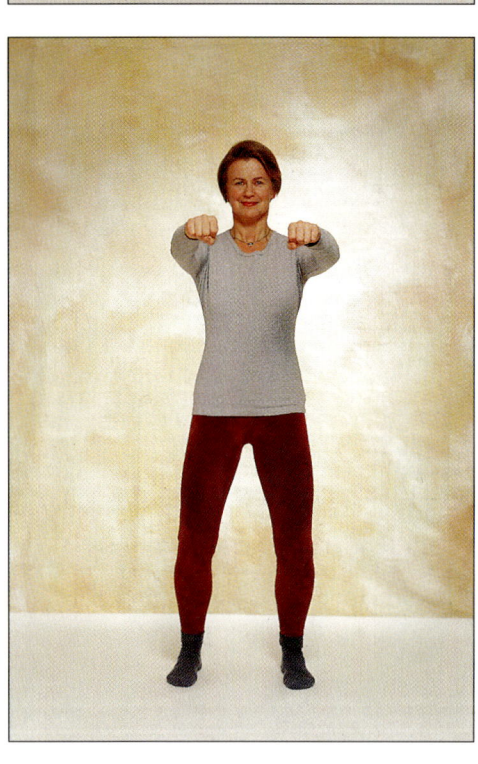

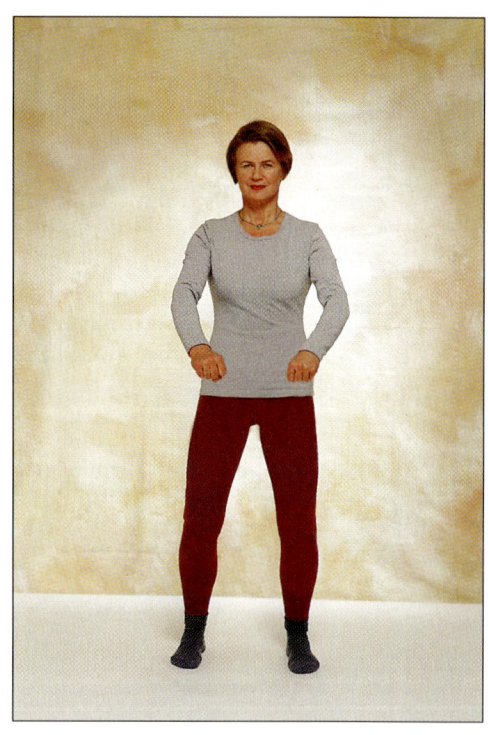

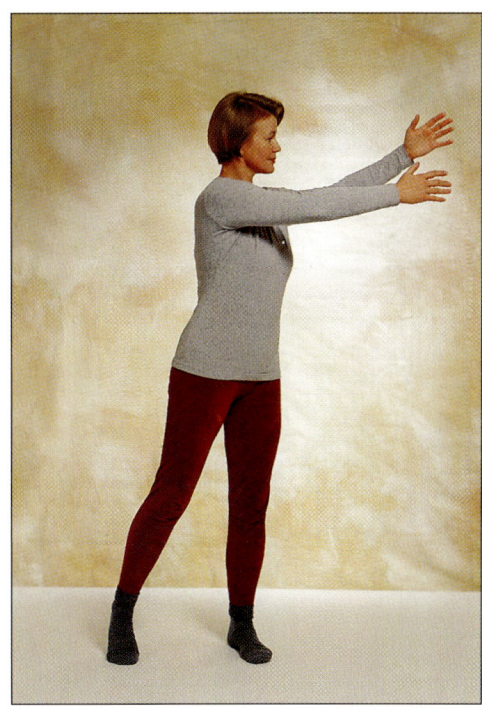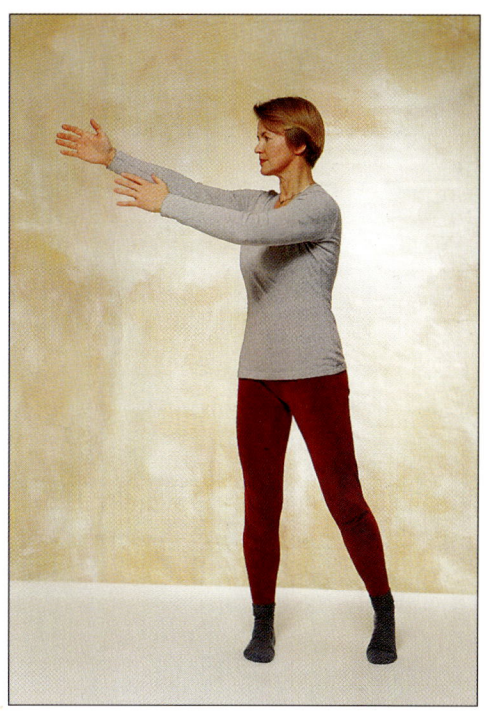

6. Übung: Das Netz auswerfen

Nehmen Sie die Grundhaltung im Stehen ein. Während Sie einatmen, drehen Sie den Oberkörper zunächst nach links und lassen dabei beide Arme langsam mitschwingen, bis der linke Arm locker gestreckt, etwa seitlich in Gesichtshöhe, halt macht. Die Handfläche schaut nach vorne, der rechte Arm steht etwas versetzt darunter, die rechte Handfläche zeigt nach hinten.
Der rechte Fuß darf sich dabei auf dem Ballen mitdrehen, die rechte Ferse hebt vom Boden ab.
Beim Ausatmen schwingen Sie langsam zurück in die Ausgangsstellung und wiederholen mit erneutem Einatmen die Übung seitenverkehrt. Schwingen Sie drei-, sechs- oder neunmal nach links und rechts.

Wirkung und Nutzen
Durch die Drehung des Oberkörpers werden bestimmte Rückenmuskel, das Zwerchfell und die oberen Bauchorgane massiert und vermehrt durchblutet. Der Qi-Fluß wird diagonal durch den ganzen Körper geleitet. Günstig für Magen, Leber und Milz und lindernd bei Beschwerden durch eine Hiatushernie (Zwerchfellbruch).

Alltagstip
Diese Übung eignet sich besonders gut, um in Pausen, zum Beispiel im Büro oder nach langen Autofahrten, wieder in Schwung zu kommen.

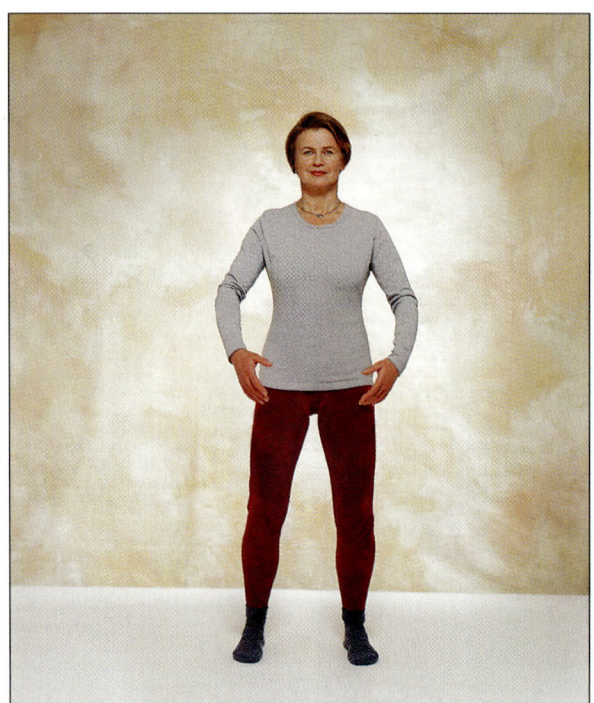

7. Übung: Einen Ball vor die Schulter heben

Sie stehen in einer leichten Grätsche in der Grundhaltung. Drehen Sie den Oberkörper mit dem Einatmen nach links, und lassen Sie gleichzeitig die linke Hand nach hinten schwingen. Legen Sie den linken Handrücken auf die Lendenwirbelsäule, etwa in Höhe des Beckenkammes. Sie braucht den Rücken nur leicht zu berühren. Der rechte Arm schwingt gleichzeitig bis in Schulterhöhe nach links oben, die Handfläche ist nach oben gerichtet, als balancierten Sie darauf einen Ball. Der Blick folgt der rechten Hand. Der linke Fuß dreht auf der Ferse mit, der rechte auf dem Ballen, die rechte Ferse wird angehoben, damit die Kniegelenke nicht verdreht werden. Beim Ausatmen wieder langsam zurückdrehen in die Ausgangsstellung. Der gedachte Ball wechselt vor dem Körper in die linke Hand. Machen Sie jetzt die gleichen Bewegungen seitenverkehrt.
Die Übung drei-, sechs- oder neunmal nach links und rechts wiederholen.

Wirkung und Nutzen
Bei dieser Übung beschreiben die Arme einen gegengleichen Bogen. Das stärkt den Koordinationssinn und wirkt so direkt auf die Hirnfunktion.

Alltagstip
Machen Sie in Ihrem Alltag ab und zu leichte Koordinationsspiele. Das macht Spaß und wirkt direkt auf die Hirnfunktion.

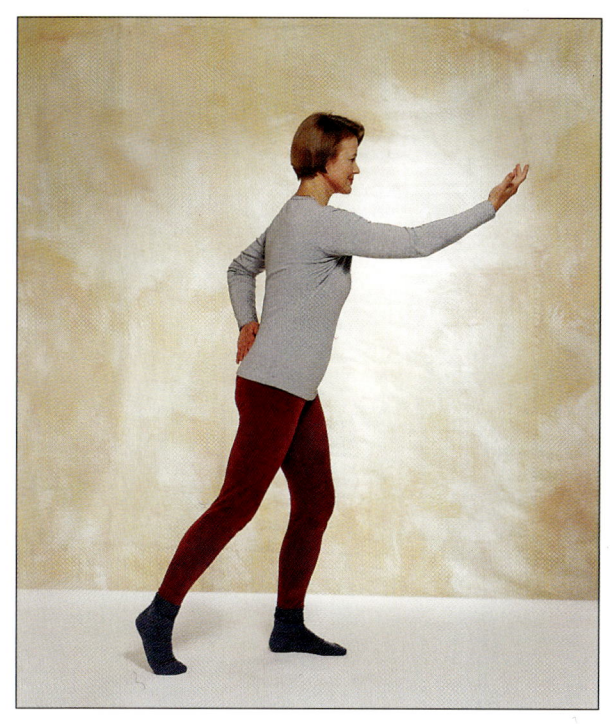

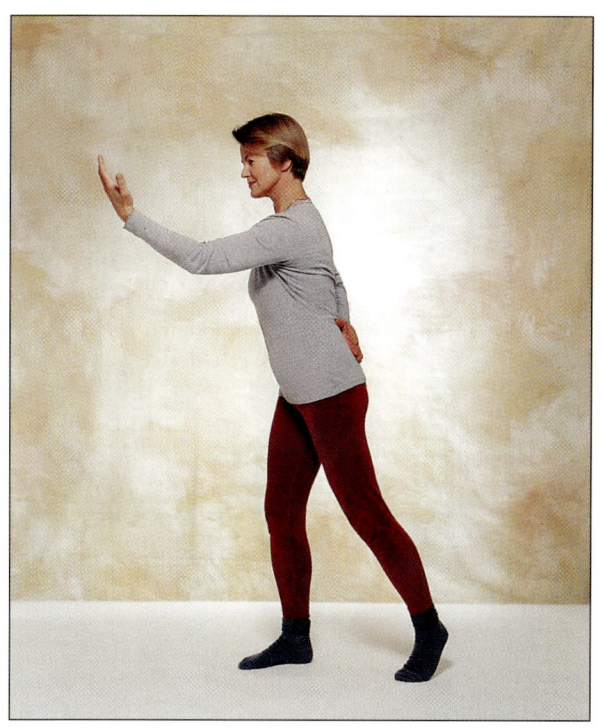

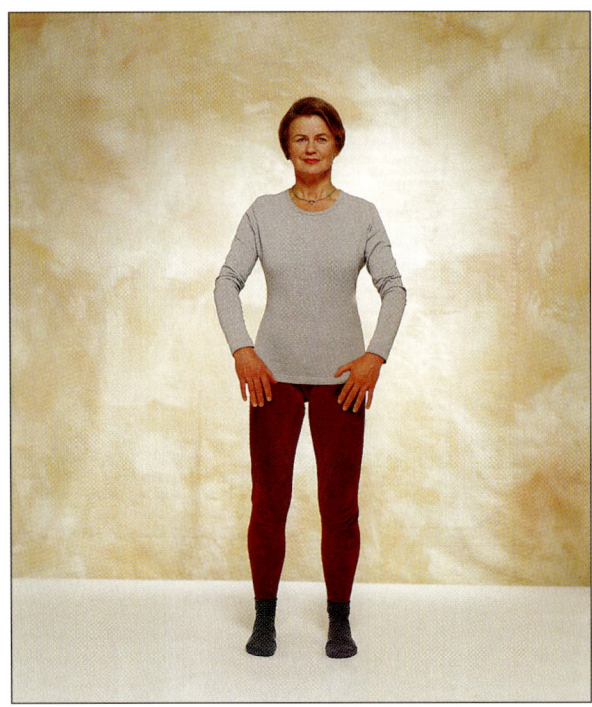

8. Übung: Den Ball prellen

Nehmen Sie die Grundhaltung ein, die Füße stehen nah beieinander. Verlagern Sie Ihr Gewicht ganz auf das rechte Bein, und heben Sie beim Einatmen gleichzeitig den linken Arm und das linke Bein, bei angewinkeltem, lockerem Knie- und Fußgelenk, bis Unterarm und Oberschenkel parallel zum Boden stehen. Zu Anfang genügt es auch, das Bein nur so weit zu heben, daß sich die Fußspitze leicht vom Boden hebt. Richten Sie Ihre Aufmerksamkeit jetzt in die rechte Hand und ins linke Bein, und senken Sie beim Ausatmen wieder gleichzeitig den rechten Arm, als wollten Sie einen Ball prellen, und das linke Bein, so daß Sie mit der Fußspitze zuerst wieder in die Ausgangsstellung zurück kommen. Rollen Sie den Fuß bewußt und langsam nach hinten ab, und verlagern Sie Ihr Gewicht jetzt ganz in den linken Fuß. Führen Sie dann die Übung gegengleich aus. Wiederholen Sie die Übung drei- bis 15mal.

Wirkung und Nutzen
Diese Übung stärkt den Gleichgewichtssinn. Sie trainiert das natürliche Rhythmus-empfinden und kräftigt die Bein- und Rückenmuskulatur.

Alltagstip
Besonders ältere Menschen sollten diese Übung in ihren Alltag integrieren, denn sie schützt vor Unsicherheit beim Gehen. Jeweils, wenn Sie nach längerem Liegen oder Sitzen aufstehen, sollten Sie je dreimal beidseits »den Ball prellen«.

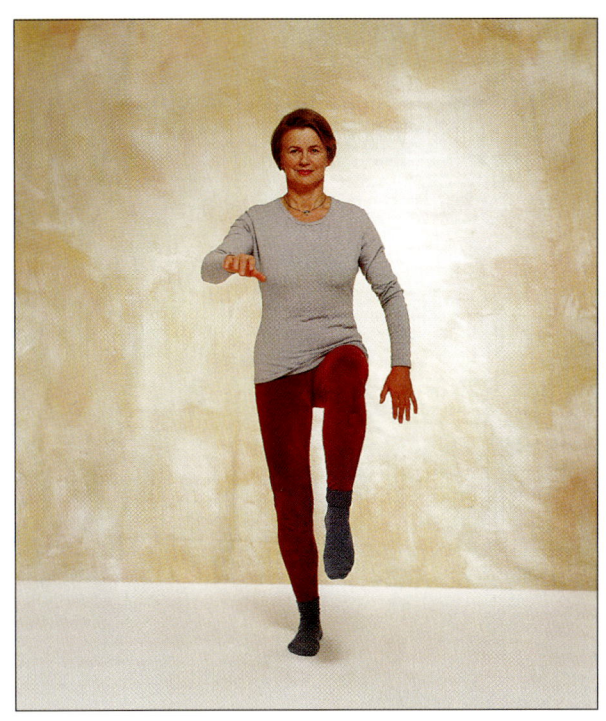

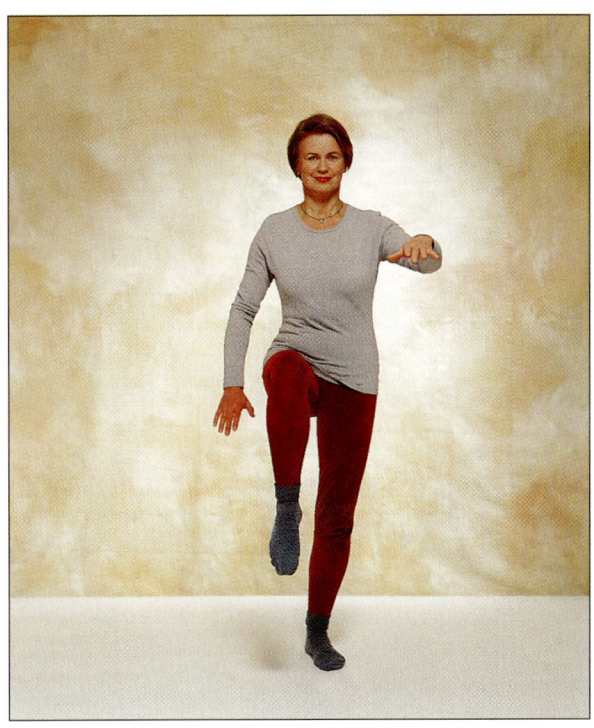

9. Übung: Wie eine Wildgans fliegen

Nehmen Sie die Grundhaltung ein, die Füße stehen schulterbreit auseinander. Die Aufmerksamkeit ist in die beiden Handinnenflächen, die »Flügelspitzen«, gelenkt.

Mit dem Einatmen heben Sie beide Arme seitlich hoch, bis die Handrücken sich über dem Kopf beinahe berühren. Richten Sie sich dabei ganz auf, und verlagern Sie Ihr Gewicht auf die Fußballen. Wenn Sie wollen, können Sie auch mit den Fersen vom Boden abheben.

Mit dem Ausatmen senken Sie die Arme in einer kraftvollen schwingenden Bewegung wieder ab. Verlagern Sie das Gewicht wieder auf die ganzen Fußsohlen, und gehen Sie leicht in die Knie, um gleich für den nächsten Flügelschlag Schwung zu holen.

Wiederholen Sie die Übung drei- bis 15mal. Stellen Sie sich dabei vor, Sie wären eine Wildgans, die über einen See fliegt.

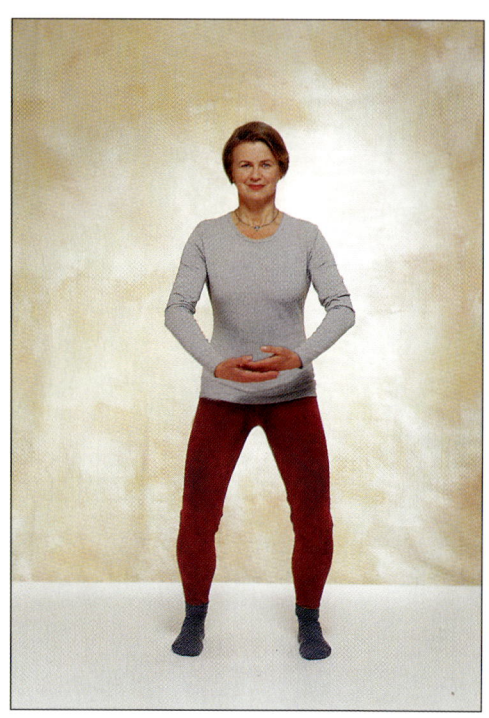

Wirkung und Nutzen
Diese Übung verstärkt und vertieft die Atmung, löst Verspannungen im Schulter- und Armbereich, trainiert das Gleichgewichtsgefühl und hebt die Stimmung durch das kraftvolle, leichte Gefühl des Fliegens.

Alltagstip
Wenn Ihnen in Ihrem Alltag wieder einmal alles zu schwer erscheint, dann fliegen Sie ein paarmal wie eine Wildgans, und Sie werden neue Kraft und Leichtigkeit in sich spüren.

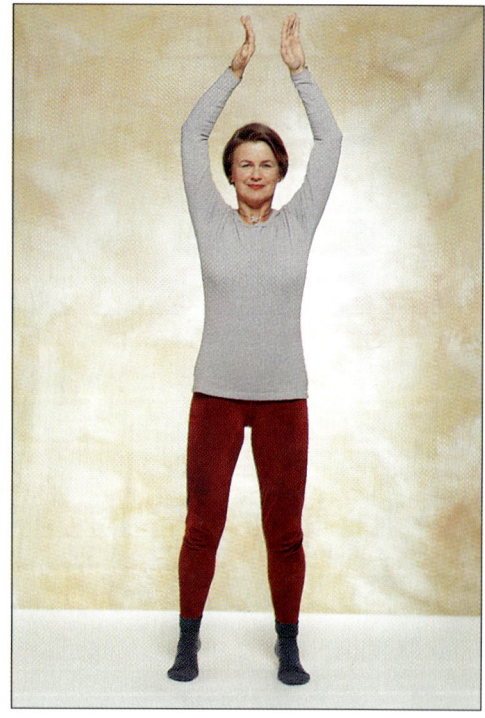

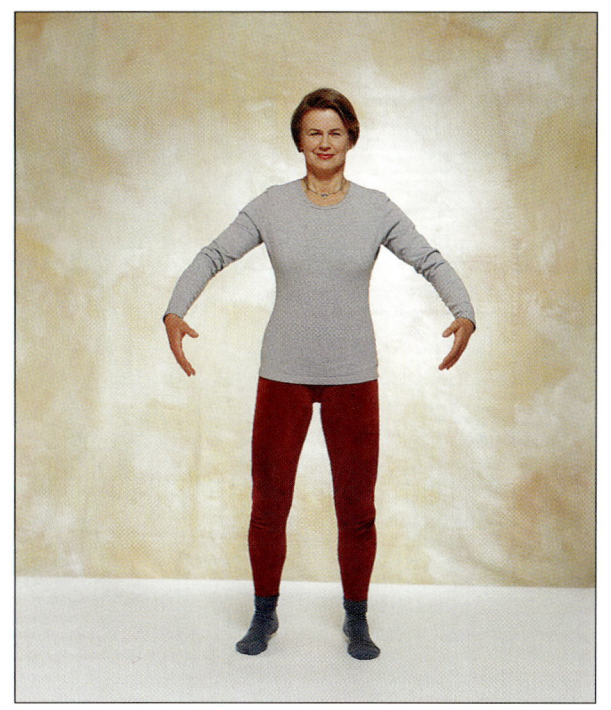

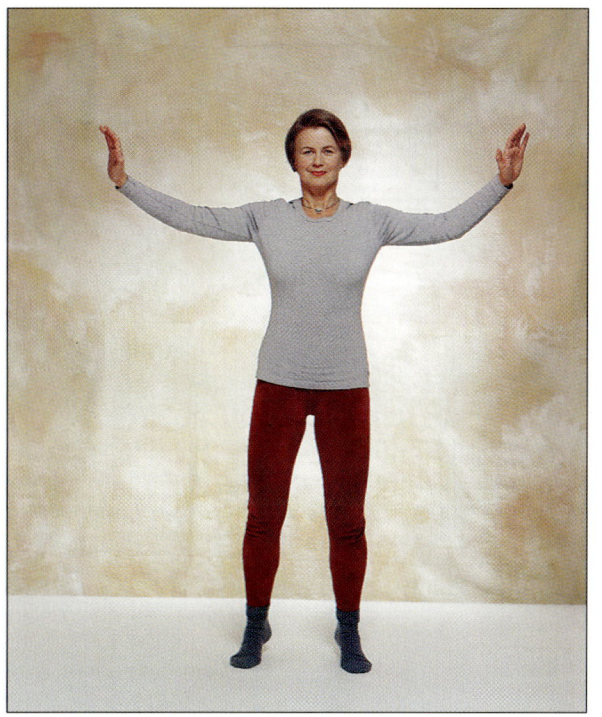

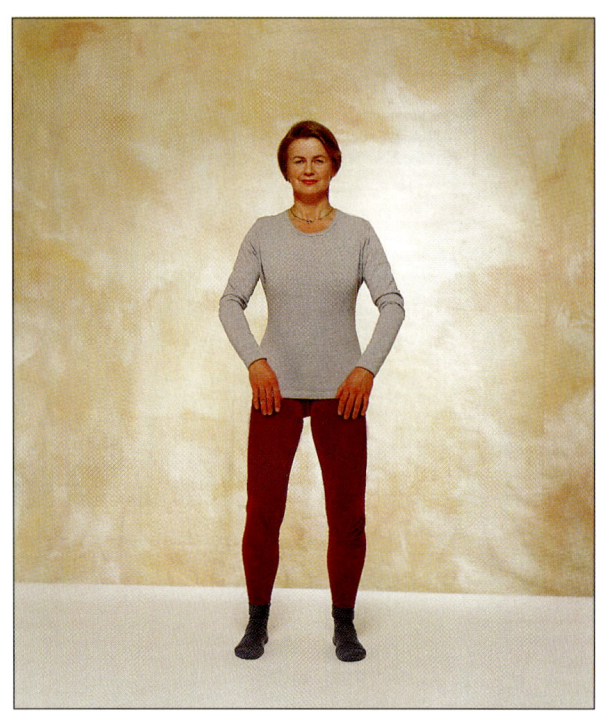

10. Übung: Das Boot auf das Wasser schieben und der Welle helfen

Nehmen Sie die Grundhaltung im Stehen ein. Verlagern Sie jetzt Ihr Gewicht ganz
nach rechts, heben Sie mit dem Einatmen beide Arme erst bis in Schulterhöhe an,
und lassen Sie dann die Ellbogen sinken, bis die Handflächen neben der Brust nach
vorne zeigen. Gleichzeitig heben Sie den linken Fuß etwas an und machen einen
Schritt nach vorne links, so daß die Ferse zuerst den Boden berührt. Das vordere
Bein ist locker gestreckt, das Gewicht ruht auf dem leicht gebeugten hinteren Bein.
Achten Sie darauf, daß die Füße auch jetzt noch schulterbreit auseinander stehen
und der Schritt weder zu groß noch zu klein ist. Die linke Ferse sollte etwa eine
halbe Fußlänge vor der rechten Spitze seitlich versetzt aufsetzen. Der Oberkörper
zeigt gerade nach vorne in Richtung des linken Fußes.
Während Sie den Fuß abrollen, verlagern Sie Ihr Gewicht langsam nach vorne und
schieben die Arme gleichzeitig nach vorne und etwas nach oben, als wollten Sie ein
Boot auf das Wasser schieben. Atmen Sie dabei aus. Der Oberkörper bleibt während
der ganzen Bewegung in aufrechter Haltung. Die Gewichtsverlagerung erfolgt vom
Becken aus. Jetzt ist das vordere Bein im Knie abgewinkelt und das hintere locker
gestreckt. Verlagern Sie Ihr Gewicht in gleicher Weise wieder zurück, gleichzeitig lassen Sie die Handgelenke locker, die Ellbogen sinken, die Hände ziehen zurück und
»helfen der Welle«, bis die Handflächen wieder aufrecht nach vorne gerichtet am
Körper stehen. Dreimal wiederholen. Ziehen Sie nach dem dritten Mal den linken
Fuß wieder zurück in die Ausgangsstellung, und lassen Sie die Arme sinken.

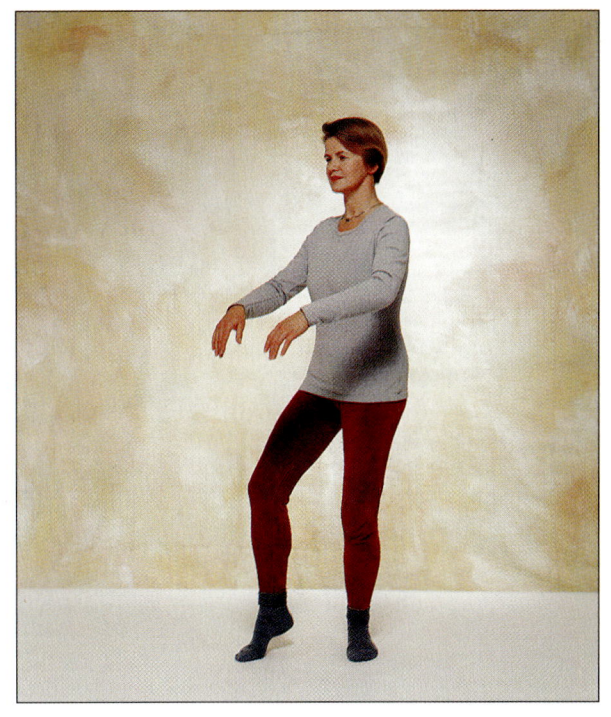

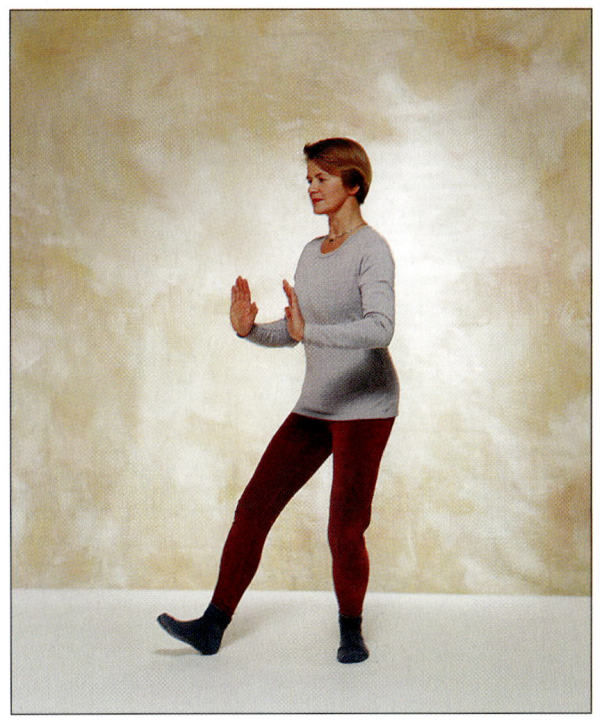

Wiederholen Sie die ganze Übung jetzt
mit Schritt nach rechts.
Kommen Sie zurück in die Grundhaltung,
und schließen Sie die gesamte Übungsreihe mit der Atemregulationsübung
»Qi heben und senken« (siehe Seite 32)
ab.

Wirkung und Nutzen

Mit dieser Übung haben Sie eine wichtige neue Grundhaltung, nämlich den
sogenannten Bogenschritt, kennengelernt. Es ist ein bedeutender Schritt bei
allen Tai-Ji-Quan-Formen, und er ver-
schafft Ihnen eine noch größere Sicher-
heit beim Stehen.
Durch die sanfte Vor- und Rückverlage-
rung des Gewichts beginnt der Körper
ein wenig im Stand zu schaukeln. Die
Hüft- und Kniegelenke werden dabei
gestärkt, die Gleichzeitigkeit von Atmung und Bewegung verbessert.

Alltagstip

Sie können den Bogenschritt im Alltag
vielfach für ein sicheres Stehen nutzen.
Wenn Sie beispielsweise im Bus oder in
der U-Bahn keinen Sitzplatz bekommen,
gehen Sie in den Bogenschritt, so si-
chern Sie Ihr Gleichgewicht. Die Länge
des Schrittes können Sie variieren, der
schulterbreite Stand sollte jedoch immer
beibehalten bleiben.

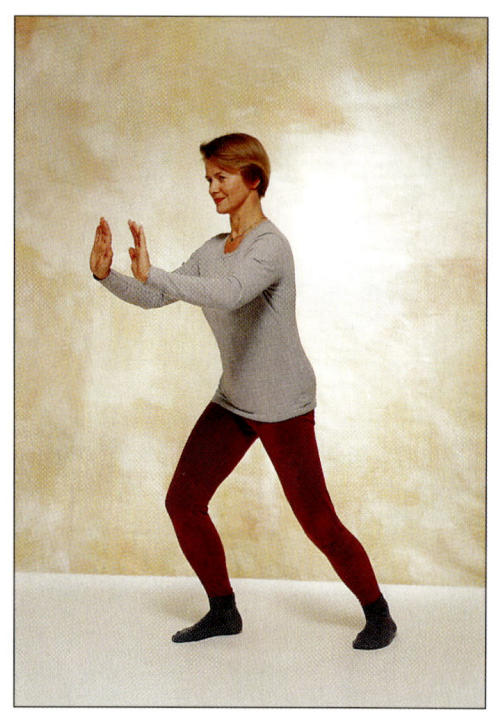

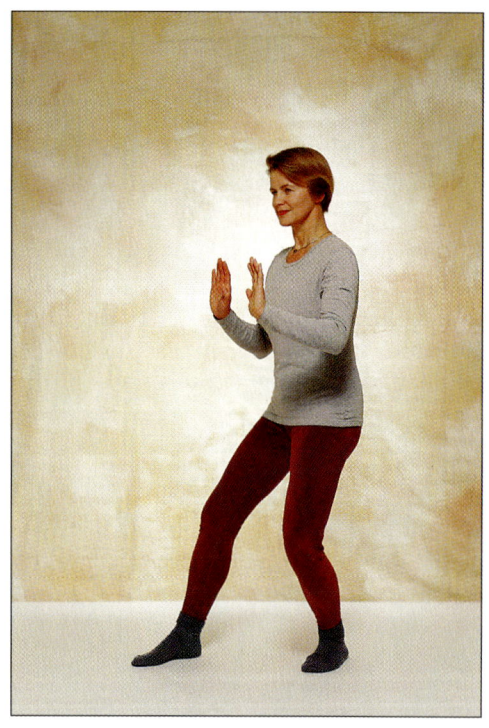

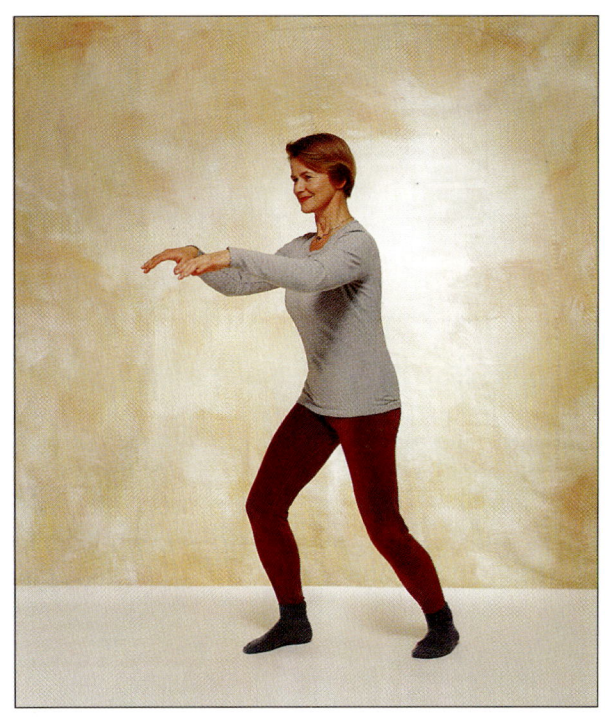

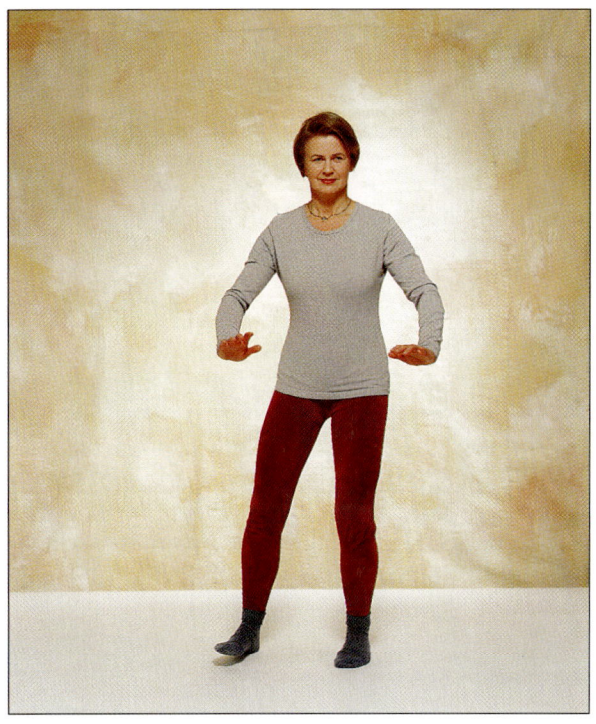

Akupressur und Selbstmassage

Wichtige Selbsthilfemethoden im Alltag sind natürlich auch Massage und Punktmassage, wie sie aus der chinesischen Medizin bekannt sind. Da auch sie »Arbeit an der Lebensenergie« sind, gehören auch sie zum Bereich des Qigong.

Es sollen hier nur die gebräuchlichsten Akupressurpunkte und einige Formen der Selbstmassage vorgestellt werden, doch gibt es ein paar wichtige Regeln, die unbedingt zu beachten sind:

Bei der Selbstmassage muß die Festigkeit des Drucks immer Ihrem gegenwärtigen Bedürfnis entsprechen. Wichtigstes Prinzip auch hier: »Sich wohlfühlen«. Konzentrieren Sie sich ganz auf die Massage, und erspüren Sie vor jeder Akupressur, ob ein »Fülle«- oder ein »Leere«-Zustand vorliegt. Bei »Fülle« ist der Punkt meist schmerzhaft und eher fest. Bei »Leere« fühlt sich der Punkt eher weich oder schwammig an. Entsprechend massieren Sie bei Fülle mit kräftigem Druck, so daß ein Gefühl zwischen Schmerz und Wohlbehagen auftritt und der Schmerz langsam nachläßt. Bei Leere wenden Sie nur leichten Fingerdruck oder sanfte Massage mit der ganzen Handfläche an.

Massieren Sie die Punkte je nach Lage mit Daumen, Zeige- oder Mittelfinger mit leichter Vibration auf der Stelle. Atmen Sie während jeder Akupressuranwendung dreimal tief ein und aus. Wechseln Sie gegebenenfalls die Seite, und erspüren Sie, ob Sie die Behandlung wiederholen möchten.

Im Zweifelsfall gelten für Festigkeit und Dauer der Behandlung: »Weniger ist mehr«.

Prinzipiell darf Akupressur nie auf entzündeten oder verletzten Arealen angewendet werden! Bei ernsthaften oder länger anhaltenden Störungen immer auch den Arzt zu Rate ziehen!

Kopf und Gesicht

LG 20 Baihui	(Hundert Treffen)
LG 26 Renzhong	(Mitte des Menschen)
E 22 Yintang	(Halle des Siegels)
Di 20 Yingxiang	(Empfang des Duftes)
DG 24 Chengjiang	(Den Brei abfangen)

Im Bereich von Kopf und Gesicht liegen sehr viele Akupressurpunkte (Energietore), von denen hier nur einige eingezeichnet und nur die wichtigsten beschrieben sind.

Bei Kopfschmerzen ertasten Sie mit den Fingerkuppen die jeweils infrage kommenden Punkte und massieren sie mit sanftem Druck. Im Schläfen- und Stirnbereich können Sie dabei gleichzeitig etwas Pfefferminzöl oder Tigerbalsam einmassieren. Das kühlt und belebt. Vorsicht, nicht in die Augen reiben!

Bei Kopfschmerzen, die von der Halswirbelsäule nach oben ziehen, dehnen Sie zuerst die Halswirbelsäule zum Beispiel mit der Brokatübung »Die fünf Kümmernisse und die sieben Betrübnisse hinter sich lassen« (siehe Seite 50). Danach massieren Sie im Genick die Punkte GB 20 und B 10.

Denken Sie bei Kopfschmerzen auch immer an die Fernpunkte an Händen und Füßen Di 4 und Le 3 (siehe Seite 87 und 89).

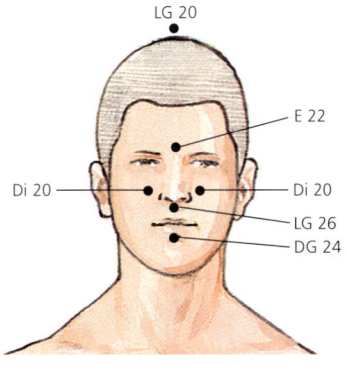

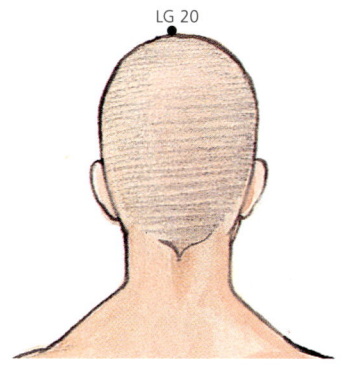

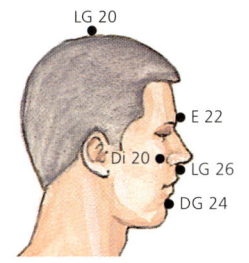

Bei Schnupfen und Nasennebenhöhlen-affektionen hilft besonders das Massieren der Punkte Di 20 Yingxiang und des Extrapunkts E 22 Yintang zwischen den Augenbrauen auf der Stirn.
Bei Schock oder Krampfanfällen dient der Punkt LG 26 Renzhong als Erste-Hilfe-Maßnahme, bis ein Arzt eintrifft.

Übung bei Kopfschmerzen

Schließen Sie die Hände zu Fäusten, so daß die Finger die Daumen umfassen. Legen Sie die Fäuste mit den Zeigefingern so auf die Stirn, daß sich die mittleren Fingergelenke etwa in der Mitte der Stirn fast berühren. Drücken Sie die Fingergelenke fest gegen die Stirn, und ziehen Sie die Fäuste langsam auseinander.

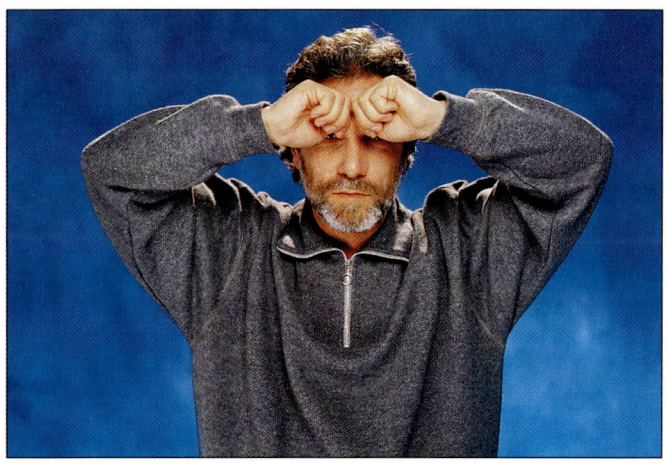

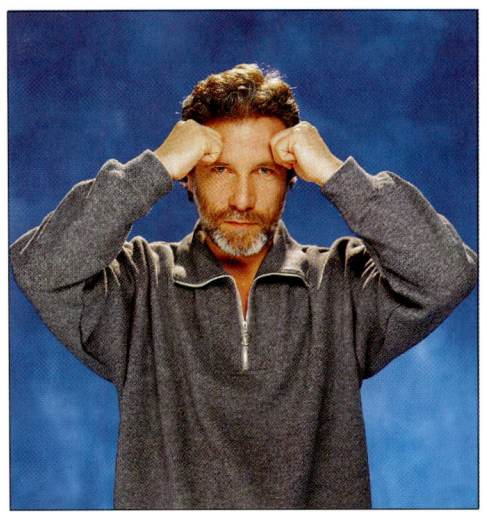 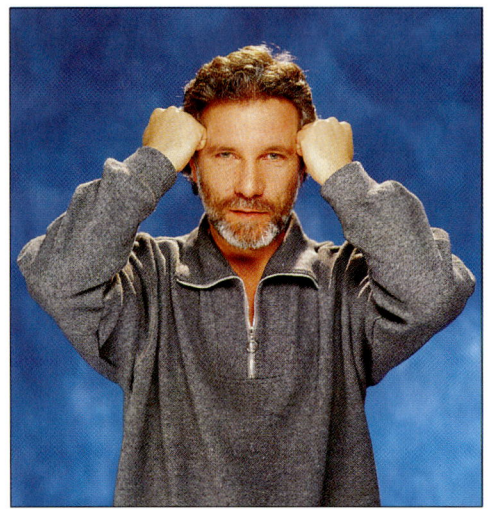

Die Mittelgelenke der Finger drücken und ziehen jetzt nacheinander auf der Stirn nach außen, bis zum Schluß die Kleinfingergelenke auf den Schläfen auf den Extrapunkt Taiyang drücken. Wiederholen Sie diese Massage drei-, sechs- oder neunmal. Lassen Sie die Hände und die Schultern dann langsam sinken, und spüren Sie der Wirkung nach.

Wirkung und Nutzen
Bei Druckgefühl und Benommenheit bringt diese Übung sofort Erleichterung. Bei Kopfschmerzen lindert sie die Beschwerden je nach Stärke der Schmerzen.
Die Übung ist auch empfehlenswert bei Sehstörungen und erhöhtem Augeninnendruck (Glaukom).

Alltagstip
Wenn Sie häufig unter Kopfschmerzen leiden, dann achten Sie besonders bei Migräne auf die Vorzeichen, die sich bei jedem Menschen anders äußern können. Beginnen Sie schon bei den ersten Anzeichen mit der Selbstbehandlung! Dazu eignen sich: Die ersten vier Übungen aus der Brokatreihe und die oben beschriebene Fingerknöchel-Stirnmassage. Sehr oft können Sie damit den eigentlichen Migräneanfall verhindern.
Bei Druck- oder Hitzegefühl im Kopf, ausgelöst durch emotionale oder geistige Überanstrengung, genügt es oft, sich beim Sitzen, Stehen oder Gehen bewußt auf die Füße zu konzentrieren und den Boden unter den Füßen zu spüren.

Arme und Hände

KS 9 Zhongchong	(Ansturm der Mitte)	He 3 Shaohai	(Kleines Meer)
KS 8 Laogong	(Palast der Mühsal)	Di 4 Hegu	(Talgrund)
KS 6 Neiguan	(Innere Schranke)	Di 11 Quchi	(Gewundener Teich)
He 8 Shaofu	(Kleiner Palast)		

Die Hände sind unsere wichtigsten Helfer im Alltag, nicht zuletzt auch bei der Selbstmassage. In jeder Hand enden und beginnen je drei Yin- und drei Yang-Meridiane. Außerdem liegen wichtige Akupressurpunkte auf den Händen.

Der wichtigste Punkt, KS 8 Laogong, liegt in der Mitte der Handinnenfläche, er ist der Hauptenergiepunkt der Hände, Heilungs- und Selbstheilungspunkt, den wir alle vielfach unbewußt aktivieren. Wenn uns kalt ist, reiben wir uns mit den Händen warm. Wenn wir Schmerzen haben, reiben oder bedecken wir die schmerzhafte Stelle. Wenn wir tröstend oder zärtlich streicheln, tun wir das fast immer mit den Handflächen. Durch Aneinanderreiben der Handflächen können wir die Laogong-Punkte aufladen oder energetisieren und so ihre Kraft verstärken und bewußt anwenden.

Bei Kopf- und Zahnschmerzen, bei Erkältungskrankheiten und allergischem Schnupfen ist der Punkt Di 4 Hegu ein wichtiger und wirksamer Fernpunkt. Er liegt auf dem Muskel zwischen ersten und zweiten Mittelhandknochen in der Tiefe. (Nicht während der Schwangerschaft anwenden!)

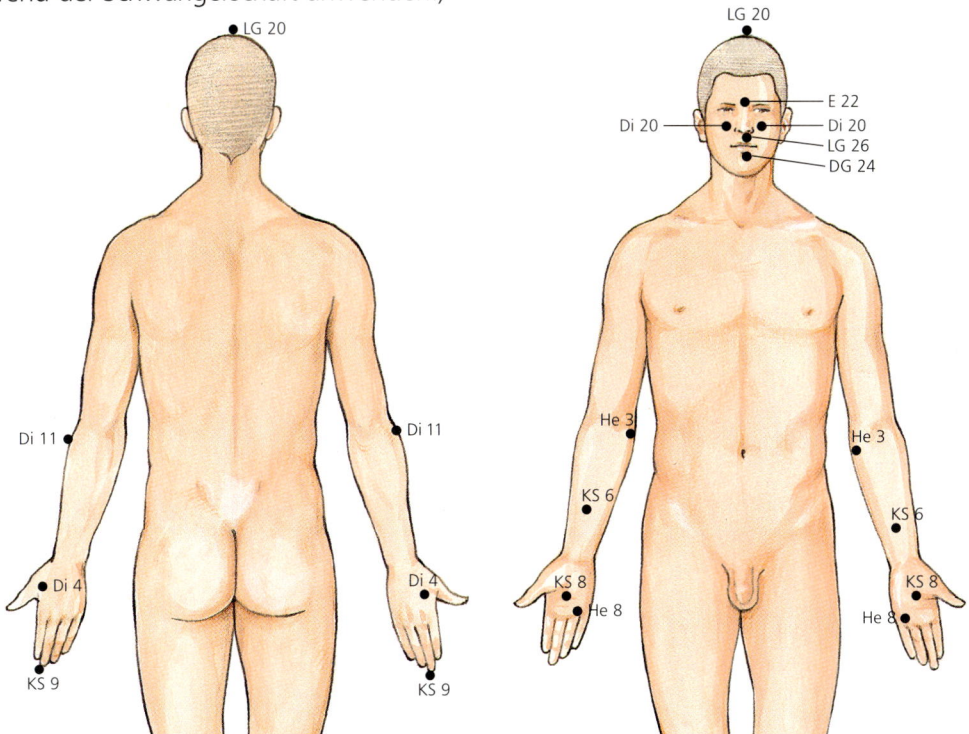

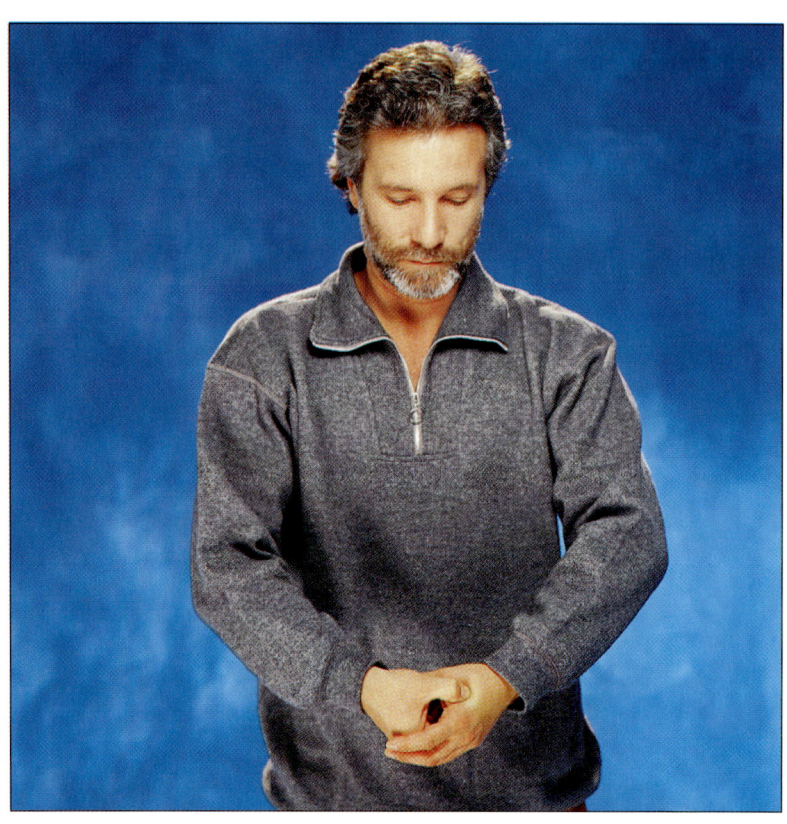

Zur allgemeinen Abwehrstärkung und bei Hautausschlag massieren Sie den Punkt Di 11 Quchi (Gewundener Teich) am Ende der Großen Ellbogenfalte.
Bei Kreislaufschwäche, Wetterfühligkeit und Übelkeit, besonders wenn sie durch Reisekrankheit ausgelöst ist, hilft das Massieren des Punktes KS 6 (Innere Schranke).
Bei drohendem Kreislaufkollaps drücken wir mit dem Daumennagel kräftig auf den Punkt KS 9 Zhongchong auf der Mittelfingerspitze.
Zur Lockerung und Entspannung der Hände, sowie bei allen degenerativen Erkrankungen im Arm- und Handbereich können Sie sich sehr wirksam mit der Übung »Durch die Finger atmen« (siehe Seite 38) helfen.

Alltagstip
Wenn Sie sich im Alltag vor Fremdenergie schützen und ruhig in Ihrem eigenen Energiekreis bleiben wollen, nehmen Sie folgende Handhaltung ein: Legen Sie den Daumen der rechten Hand zwischen Kleinfinger- und Ringfingerballen der linken Hand, und umfassen Sie mit der linken Hand den rechten Daumen. Dann legen Sie den Mittelfinger der rechten Hand auf den Handrücken der linken Hand und legen beide Hände locker in den Schoß oder halten sie vor das Dantian.
Bei starkem Herzklopfen können Sie mit dem rechten Daumen kräftig auf den Punkt He 8 Shaofu drücken.

Beine und Füße

Ni 1 Yongquan	(Sprudelnde Quelle)	Ma 36 Zusanli	(Tor der göttlichen Gleichmut)
MP 6 Sanyinjiao	(Vereinigung der drei Yin)	B 40 Weizhong	(Vollkommener Ausgleich)
Le 3 Taichong	(Großer Ansturm)		

Die Füße haben für unser Wohlbefinden eine ebenso große Bedeutung wie die Hände. Wenn wir den Füßen zu wenig Beachtung und Pflege zukommen lassen, müssen wir das oft schon in jungen Jahren büßen. Senk- und Spreizfüße, Ballenmiß-bildungen, Hühneraugen und Zehenfehlstellungen sind sehr oft die Folge von Fehl-haltungen beim Stehen und Gehen sowie von schlechtem Schuhwerk.
Die Grundhaltung im Stehen (siehe Seite 22) gleicht bei längerem Üben viele Fehl-stellungen der Füße aus. Achten Sie auf bequeme Schuhe, und gehen Sie außerdem, so oft Sie können, zu Hause – und im Sommer auch draußen – barfuß.
In den Füßen enden und beginnen jeweils drei Yin- und Yang-Meridiane. Außerdem ist auf den Fußsohlen topografisch der ganze Mensch abgebildet. Durch gezielte Reflexzonenmassage kann daher auf die inneren Organe heilend eingewirkt wer-den. Ständiger Druck auf bestimmte Stellen kann umgekehrt aber auch Störungen auslösen.
Der wichtigste Akupressurpunkt an den Beinen ist der Punkt Ma 36 Zusanli. Wenn Sie ein allgemeines Unbehagen empfinden, können Sie diesen Punkt massieren. Das hilft bei Erregungszuständen ebenso wie bei Erschöpfung. Sie finden den Punkt handbreit unter der Kniescheibe auf dem Muskel zwischen Schien- und Wadenbein.
Der Punkt B 40 Weizhong in der Mitte der Kniekehle ist ein wichtiger Punkt für die Behandlung von Rückenschmerzen (kräftig drücken!).
Frauen, die unter Menstruationsstörungen leiden, massieren täglich sanft den Punkt MP 6 Sanyinjiao (Nicht während der Schwangerschaft!).

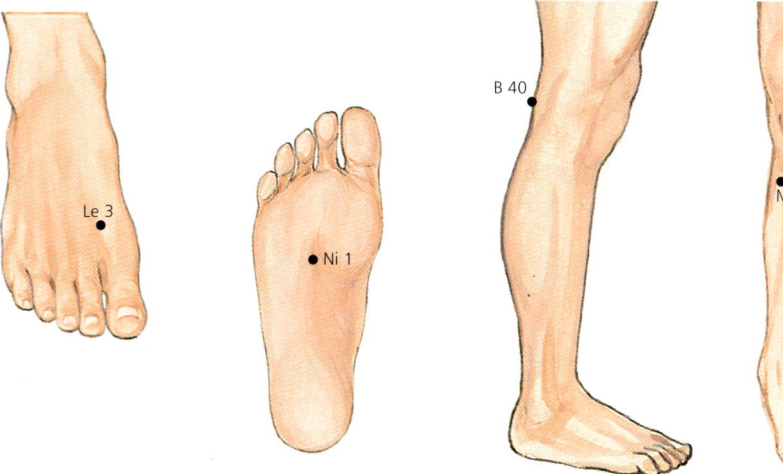

Ein ebenso wirksamer wie vielseitiger Punkt ist Le 3 Taichong. Er löst Krämpfe und wirkt bei Allergien, insbesondere bei allergischen Störungen der Augen. Er ist ein Fernpunkt für Kopfschmerzen und Sehstörungen sowie ein wichtiger Einschlafpunkt. Über den Punkt Ni 1 Yongquan besteht ständig Kontakt zur Erdenergie. Er ist ein wichtiger Punkt bei Schock und dient bei sanfter Massage der allgemeinen Beruhigung.

Übung bei Rückenschmerzen

Legen Sie sich auf den Fußboden auf eine Matte oder Decke. Winkeln Sie die Beine in den Hüften ab, daß die Oberschenkel senkrecht nach oben zeigen, die Kniegelenke sind so abgewinkelt, daß die Unterschenkel parallel zum Boden mit den Füßen gegen eine Wand (oder Tür) drücken können. Greifen Sie mit beiden Händen in die Kniekehlen, und legen Sie die Mittelfinger in die Mitte der Kniekehlen (B 40). Beim Einatmen drücken Sie Ihre Wirbelsäule fest gegen den Boden und drücken gleichzeitig kräftig in den Kniekehlenpunkt. Drei- bis 15mal wiederholen.

Alltagstip
Gönnen Sie Ihren Füßen jeden Abend (vielleicht beim Fernsehen?) eine Massage mit einem angenehm durftenden Öl. Massieren Sie dabei kräftig den Punkt Le 3, und Sie werden anschließend besser schlafen.
Bewegen Sie sich nur mit Hilfe der Zehen vorwärts- und wieder rückwärts einen Meter weit. Das geht am besten barfuß auf dem Teppich. Diese Übung macht warme Füße und regt den Qi-Fluß in allen Fußmeridianen an.

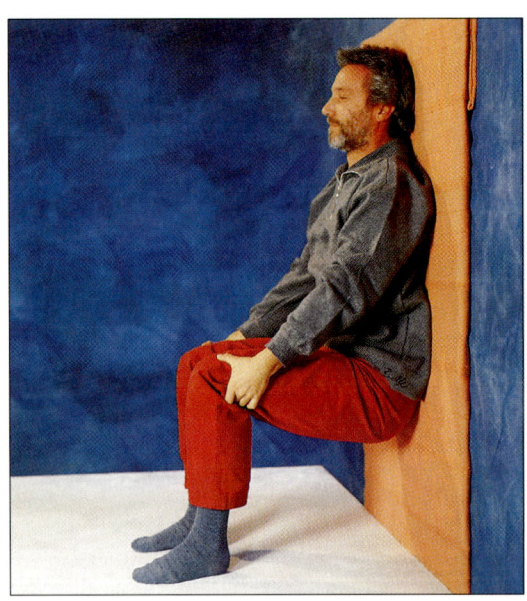

Schultern und Rücken

GB 21 Jianjing   (Schulterbrunnen)
LG 14 Dazhui   (Großer Wirbel)
LG 4 Mingmen   (Tor des Lebens)
Bl 23 Shenshu   (Shupunkt der Niere)

Rücken und Nackenbereich sind für die Selbstmassage nur beschränkt erreichbar, doch auch hier können wir uns selbst helfen.
Der Punkt GB 21 Jianjing ist sehr wichtig für die Behandlung von Verspannungen im Nackenbereich, die oft Ursache von Kopfschmerzen sind. Sie können ihn jeweils mit dem Mittelfinger der entgegengesetzten Hand erreichen. Drücken Sie beim Ausatmen kräftig auf den Punkt, und lassen Sie beim Einatmen wieder los. Der Punkt LG 14 Dazhui ist ein wichtiger Konzentrationspunkt bei verschiedenen Qigong-Übungen. Er ist der Vereinigungspunkt aller sechs Yang-Meridiane und leicht zu erspüren, da er direkt am Dornfortsatz des siebten Halswirbels liegt, der immer etwas erhöht ist. Dort sammeln sich im Laufe der Jahre oft alle »Sorgen« an, es entsteht der sogenannte Kummerbuckel. Es ist deshalb besonders hilfreich, diesen Bereich oft zu massieren und durch Streckung in der Halswirbelsäule zu »befreien«.
Der Punkt LG 4 Mingmen ist die hintere äußere Projektion des Dantian und wird auch bei vielen Qigong-Übungen stimuliert. Bei der Selbstmassage erreichen Sie ihn zusammen mit den Punkten Bl 23 Shenshu durch kräftiges Reiben des Rückens mit den Händen. Das ist als tägliche Übung zur Vorbeugung und Kräftigung zu empfehlen und hilft bei allen Rückenschmerzen und bei Nierenschwäche (siehe auch Übung »Ins Tor des Lebens atmen«, Seite 52).

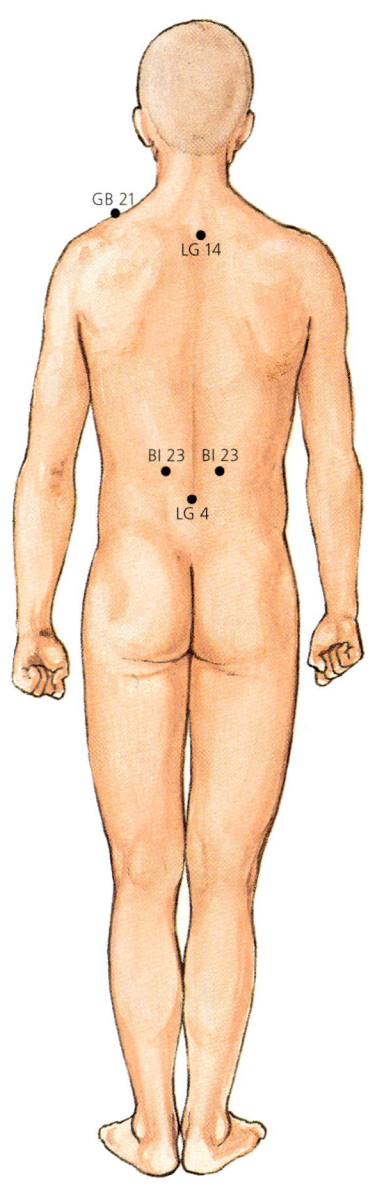

Zur Selbstmassage des Rückens eignen sich auch zwei Tennisbälle. Drücken Sie die Bälle mit dem Rücken gegen eine Wand, und bewegen Sie sich hin und her, auf und ab. Wenn die Tennisbälle zu

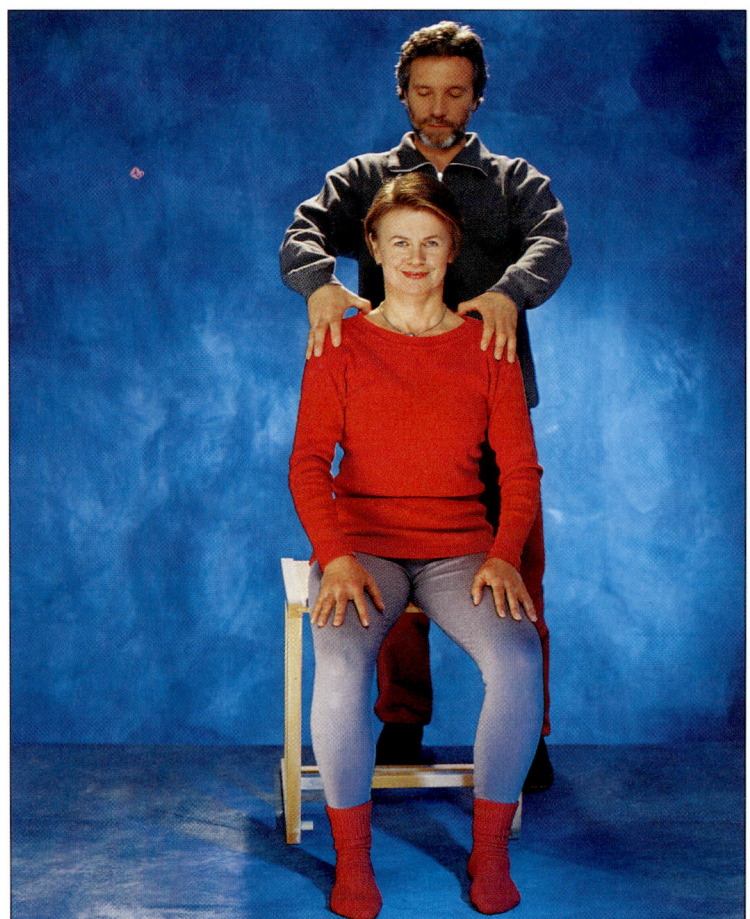

oft herunterfallen, stecken Sie sie einfach in einen Strumpf, den Sie an der offenen Seite zubinden. Für zwei Personen ist folgende Übung, die Nackenverspannungen löst und sehr erleichternd bei Kopfschmerzen wirkt:
Die zu behandelnde Person sitzt aufrecht auf einem Stuhl oder Hocker. Die andere Person sucht auf der Schulterhöhe den Punkt GB 21 (Jianjing). Er liegt in einer deutlichen Vertiefung (Schulterbrunnen) in der Mitte zwischen Halswirbelsäule und Schulterende. Man legt die Daumenendglieder mit der ganzen Kuppe auf den Punkt und drückt während des Ausatmens kräftig nach unten. Beim Einatmen den Druck wieder lösen. Drei- bis 15mal wiederholen.

Alltagstip
Lassen Sie tagsüber immer mal wieder ganz bewußt die Schultern sinken, und richten Sie Ihre Wirbelsäule beim Sitzen öfter mit einem tiefen Atemzug auf. Kneten Sie mit der linken Hand den Nackenmuskel rechts und umgekehrt. Das entspannt und läßt das Qi frei fließen.

Brust und Bauch

DG 6 Qihai   (Meer der Energie)
DG 8 Shenque   (Tor des Geistes)
DG 17 Shanzhong   (Thoraxmitte)
Ma 13 Qihu   (Pforte der Energie)
Ni 27 Shufu   (Im Palast)

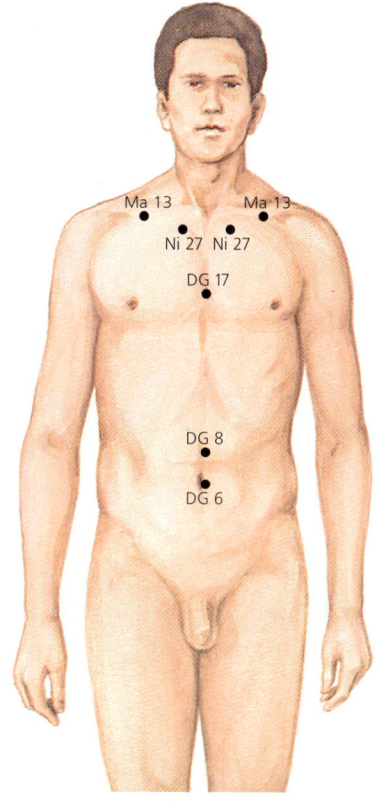

Im Bereich von Brust und Bauch kommen nur wenige Punkte als Akupressurpunkte in Frage. Der Punkt Ni 27 Shufu wird bei Reizhusten und Engegefühl in der Brust, der Punkt Ma 13 Qihu bei Husten mit Völlegefühl in der Brust und der Punkt DG 17 Shanzhong bei Husten mit Druckgefühl auf der Brust massiert. Der Punkt DG 8 entspricht dem Nabel und wird vor allem bei Bauchkoliken und Durchfall erwärmt. Dazu können Sie ein kleines Säckchen mit Salz füllen, erwärmen und auf den Nabel legen. Der Punkt DG 6 Qihai ist die vordere äußere Projektion des Dantian und damit ein wichtiger Konzentrationspunkt beim Qigong.

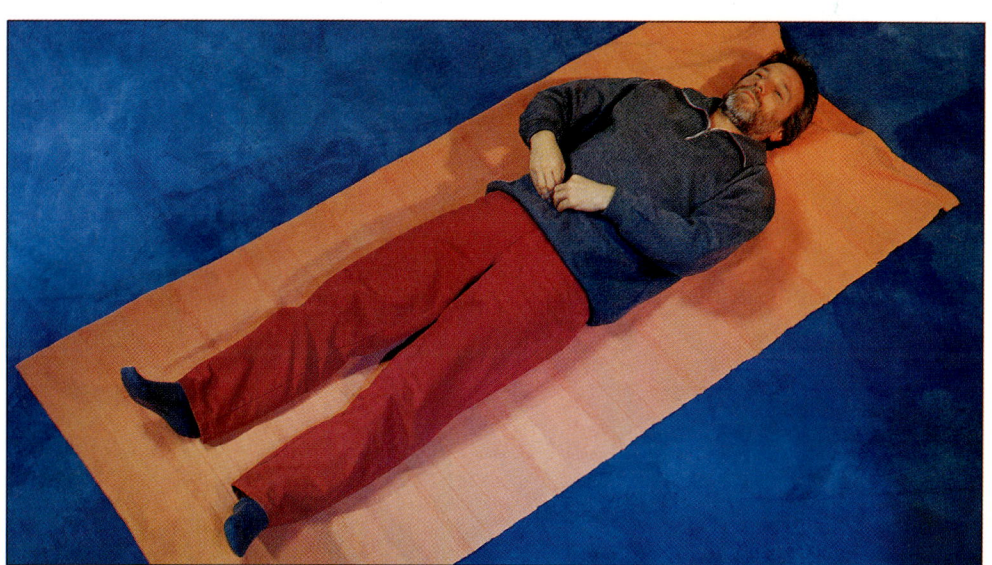

Bei Verstopfung und chronischen Verdauungsbeschwerden hilft eine regelmäßig durchgeführte Bauchmassage meist mehr als Abführmittel:
Legen Sie sich entspannt auf den Rücken. Legen Sie alle zehn Fingerspitzen beider Hände auf den rechten Unterbauch. Drücken Sie beim Ausatmen sanft vibrierend gegen die Bauchdecke, und lassen Sie beim Einatmen wieder los. Setzen Sie die Finger ein kleines Stück höher erneut an und wiederholen Sie die Massage kreisend im gesamten Dickdarmbereich. Insgesamt dreimal um den ganzen Bauch massieren. Legen Sie anschließend beide Hände übereinander auf den Bauch, und bleiben Sie noch einige Minuten ruhig liegen.

Alltagstip
Legen Sie tagsüber immer mal wieder die Hände übereinander auf den Bauch. Das bringt das Bewußtsein in die eigene Mitte zurück, beruhigt und entspannt.

Register

Das Projekt wird herausgegeben von
Dr. Hans H. von Wimpffen

Dieser Titel erscheint in Zusammenarbeit mit der
TR-Verlagsunion, München

Die Deutsche Bibliothek – CIP-Einheitsaufnahme

Schoefer, Liane Ursula:
Qigong im Alltag : chinesische Bewegungs- und
Atemübungen / Liane Ursula Schoefer. –
Niedernhausen / Ts. : FALKEN, 1994
    ISBN 3-8068-1316-7

ISBN 3 8068 1316 7

Umschlaggestaltung: Peter Udo Pinzer
Redaktion: Inge Uffelmann, Susanne Schmitt
Titelbild: Hans Ehrhardt, München
Fotos: Hans Ehrhardt, München; Annette Kolb,
Mannheim, Seite 1, 2, 6, 7
Zeichnungen: Gerhard Scholz, Dornburg, Seite 85,
87, 89, 91, 93; Oliver Baurain, Frankfurt, Seite 14, 15
Die Ratschläge in diesem Buch sind von der Autorin
und vom Verlag sorgfältig erwogen und geprüft,
dennoch kann eine Garantie nicht übernommen
werden. Eine Haftung der Autorin bzw. des Verlags
und seiner Beauftragten für Personen-, Sach- und
Vermögensschäden ist ausgeschlossen.
Satz und elektronische Bildverarbeitung:
Grunewald Satz & Repro GmbH, Kassel
Druck: Druckhaus Cramer, Greven

817 2635 4453 6271